Enrique Vivas y Roberto Pelta

Los 100 mitos de la salud

Colección Fin de Siglo / 80

Enrique Vivas y Roberto Pelta

Los 100 mitos de la salud

Tópicos y creencias erróneas

temas'de hoy.

Primera edición: septiembre de 1996
Segunda edición: septiembre de 1996
Tercera edición: octubre de 1996

Colección: FIN DE SIGLO

Paseo de la Castellana, 95. 28046 Madrid
Diseño de cubierta: Rudesindo de la Fuente
ISBN: 84-7880-677-6
Depósito legal: M. 36.277-1996
Compuesto en Fernández Ciudad, S. L.
Impreso en Lavel, S. A.
Printed in Spain - Impreso en España

INDICE

A nuestras familias.

A los sufridos pacientes, reales o imaginarios, que desean llevar una vida más cómoda.

A aquellos medios de comunicación que son portavoces de la educación sanitaria.

PRESENTACION

Por algo será...

¿Cuántas veces oyó decir que los huevos sentaban mal al hígado? ¿O que para eliminar ese orzuelo que le salió al niño lo mejor es poner una llave en el ojo?

A lo largo de nuestras vidas hemos visto —todos, sin excepción— cómo muchas recomendaciones *médicas* han ido pasando de boca en boca, como una de las mejores tradiciones. Así se ha llegado a un compendio magnífico de errores sobre los que no suele repararse. Son errores que permanecen en muchos grupos sociales, y a los que se da crédito por esa única razón científica.

—Mira, tú dirás lo que quieras. Pero cuando tradicionalmente se dice, por algo será.

Toda la estructura científica sobre la que se basa es precisamente: que se dice. Y si se dice... alguna razón habrá. Y la hay, qué duda cabe. Se llama error, absurdo, o mala interpretación.

Por fortuna, ha surgido este libro que tiene en sus manos. Es un libro desmitificador en el mejor sentido de la palabra. Desmitifica pero con la razón, con el argumento de la lógica, adentrándose en el porqué.

Podríamos decir que, en el ánimo divulgador de sus autores, la aclaración de los errores es la disculpa para exponer con sencillez, amenidad y, sobre todo, claridad, la maravillosa arquitectura del organismo humano.

Por eso, creo que el valor de este libro no está sólo en lo que desmitifica, que es mucho, sino en que para hacerlo, traza de forma concisa —y precisa— cómo es nuestro funcionamiento real, para que así nos demos cuenta de que la afirmación tradicional no tiene sentido. Y de paso, nos sitúa ante nuestro propio espejo fisiológico, ante nuestra propia máquina para que la conozcamos un poco mejor.

Y otro detalle aún que le añade interés: cuando es posible, trata de buscar la causa que ha podido dar origen a la creencia o el tópico. Si la sola lectura del índice ya nos muestra un apetecible catálogo de curiosidades, adentrarse en sus páginas es una aventura divertida en la que en ocasiones surge la sonrisa y casi siempre el recuerdo de *aquella vez que...* Porque otra de las virtudes de este libro es precisamente ésa, la de acudir a esa creencia cercana que todos hemos visto, que todos hemos vivido y de la que, prácticamente todos, tenemos experiencia.

Prepárese, pues, a desconfiar cuando oiga que el fósforo aumenta la memoria, o que la luz roja es buena para el sarampión, que si toma un antibiótico no puede tomar una copa o que las setas venenosas ennegrecen los objetos de plata... Y dispóngase a saber por qué. Es un buen método de duda intelectual y no sólo para cuestiones relacionadas con la medicina.

RAMÓN SÁNCHEZ OCAÑA

I. EL CORAZON Y LA CIRCULACION SANGUINEA

El corazón tiene sus razones, que la razón desconoce.

BLAISE PASCAL

«NO PUEDO TOMAR CAFÉ PORQUE TENGO ALTA LA TENSIÓN»

Esta afirmación todavía puede escucharse en boca de algunos médicos y pacientes, y en sentido estricto carece de rigor. La cafeína, sustancia teóricamente culpable de esta prohibición, es un compuesto químico del grupo de las xantinas equivalente a la teína, contenida en el té, y a la teobromina del chocolate. Esta infusión, consumida en dosis moderadas (dos o tres tazas al día), posee un efecto diurético, estimula el sistema nervioso central, ejerce una discreta acción broncodilatadora y favorece el funcionamiento del centro respiratorio. Aparte del insomnio que puede inducir en algunas personas, la posible influencia en los estados de ansiedad en individuos predispuestos o la adicción consecuente al abuso no tiene contraindicaciones formales respecto a la hipertensión arterial. Tener alta la tensión no implica necesariamente alterar la vida de relación y el bienestar del paciente, y muy pocas medidas dietéticas se requieren para obtener unas cifras tensionales normales. Por fortuna, disponemos hoy en día de un arsenal terapéutico tan versátil, efectivo e inocuo que ningún hipertenso debería estar sin un control adecuado de sus cifras tensionales. Es necesario, eso sí, que el médico realice un estudio adecuado, dado que muchas hipertensiones son consecuencia de alteraciones orgánicas, que una vez corregidas devuelven a la normalidad los parámetros de esta excesiva presión sanguínea. Sí se acepta, en cambio, que disminuir en lo posible la cantidad de sal que se ingiere a diario ayuda a mejorar la eficacia del tratamiento medicamentoso que se prescriba. Reducir el peso, hacer ejercicio físico, dejar de fumar, controlar las cifras de colesterol y evitar las situaciones de estrés son también medidas importantes para evitar las consecuencias derivadas de los accidentes cardiovasculares.

El infarto de miocardio siempre produce dolor en el pecho

Un dolor opresivo localizado en el centro del tórax, que se irradia al cuello, brazo izquierdo o a ambos brazos, y que dura alrededor de diez o quince minutos, es con mucha probabilidad lo que se conoce como una *angina de pecho.* Y algo está pasando en ese corazón cuando aparecen estos síntomas. Es un aviso, una forma de decirnos que ese miocardio tiene una falta de sangre, porque las arterias coronarias que abastecen de la misma a este músculo no aportan el suficiente oxígeno para que esas exquisitas células musculares puedan seguir manteniendo el efecto de bombeo sanguíneo al resto del organismo. Una placa de grasa en una arteria coronaria, un coágulo de sangre o un espasmo de algunas de estas pequeñas arterias son motivos suficientes para que suframos estos alarmantes síntomas. Afortunadamente, muchas veces no pasan del simple susto; la obstrucción se resuelve y el riego sanguíneo de este órgano se recupera sin secuelas. No se ha llegado a dañar el miocardio, ya que no ha dado tiempo a que sus células se necrosen por falta de riego, pues la obstrucción no ha sido completa. Ahora bien, este cuadro clínico no siempre es reversible, y el dolor que antes describíamos puede perdurar en el tiempo y acompañarse de otros síntomas que nos deben hacer sospechar que el infarto, es decir, la muerte celular, se ha producido. Sin ánimo de alarmar al lector debemos decir que existen otros signos aparte del dolor que suelen y pueden acompañar al cuadro descrito: presencia de gases, molestias digestivas inespecíficas, malestar general, sudoración profusa, palpitaciones y una sensación de encontrarse verdaderamente mal, con un sentimiento, en ocasiones, de muerte inminente. Lo más habitual es que esta riqueza sintomática aparezca casi al completo, pero existen numerosos casos de infarto de miocardio que pueden llegar a pasar casi inadvertidos por la ausencia del síntoma principal, el dolor. Esto suele ocurrir sobre todo en pacientes diabéticos e incluso en ancianos sin patología previa conocida. De cualquier forma, ante la mínima sospecha de alteración coronaria debe acudirse al especialista, es decir, al cardiólogo. Si existe lesión arterial, cuanto más precozmente se aborde el problema mejor pronóstico tendrá la enfermedad, y si los síntomas no se corresponden con una afección del corazón, nos quedaremos tranquilos y evitaremos caer en lo que se ha dado en llamar *neurosis cardíaca.*

Las relaciones sexuales son peligrosas para las personas que han sufrido un infarto

Después del susto que supone haber sufrido un infarto de miocardio o una angina de pecho es muy frecuente que en el paciente aparezcan alteraciones psicológicas derivadas del miedo a presentar una nueva crisis coronaria mientras realiza el acto sexual, llegando incluso a desencadenarse severos cuadros de impotencia de origen psicógeno. Hemos de decir que el esfuerzo físico empleado en estas relaciones no es superior al que se necesita para subir dos pisos de una escalera, por lo que el trabajo cardíaco necesario es muy pequeño. No existe, por tanto, contraindicación para que estas personas inicien una actividad sexual en cuanto se hayan recuperado de la enfermedad. Sin duda, un nuevo proceso de compromiso en el riego coronario puede reproducirse durante un coito, pero los riesgos son equivalentes a los derivados de una actividad normal como andar por la calle o desarrollar otro esfuerzo moderado cualquiera. No obstante, debe ser el médico quien oriente a estas personas, ya que no todo cardiópata presenta el mismo grado de afectación. Una recomendación que parece avalada por recientes estudios aconseja que en estas relaciones el componente sano de la pareja sea el que adopte el papel más activo. También se ha visto que cuando dicha relación se efectúa fuera del matrimonio existe más riesgo de alteraciones del ritmo y mayor intensidad de la taquicardia. No obstante, para aclarar conceptos y evitar confusión, debemos explicar que tratamientos crónicos con tranquilizantes, hipotensores y betabloqueantes, necesarios para la buena evolución de la enfermedad coronaria, pueden favorecer una disminución de la libido, aunque este hecho nada tiene que ver con la posible impotencia que hemos comentado.

El whisky es bueno para la angina de pecho

Consejos de amigos y vecinos, generalmente consumidores importantes de bebidas con alta graduación alcohólica, que encuentran así una autojustificación para continuar con este nocivo hábito. Hay que decir de una vez por todas que tratar un cuadro de ángor a base de una copa de whisky u otras bebidas espiritosas no tiene base científica alguna y nadie ha demostrado de forma fehaciente una acción beneficiosa inmediata que sea capaz de aumentar el flujo coronario comprometido durante el ataque cardíaco. Ante una angina de pecho la única medida terapéutica urgente es la administración debajo de la lengua de un derivado de los nitritos como la cafinitrina u otros similares, con objeto de conseguir un rápido efecto vasodilatador coronario, y acudir lo antes posible a un centro sanitario de urgencias.

Se están publicando numerosos trabajos referentes al efecto beneficioso que el alcohol pudiera tener en determinadas afecciones cardiovasculares. Aparentemente una ingesta diaria moderada de vino tinto (30 g de alcohol por día, equivalente a dos vasos de vino) incrementa el HDL colesterol (el llamado popularmente colesterol bueno) y además, cuando se toma con las comidas, disminuye la absorción de las grasas. También parece demostrado un efecto antioxidante similar al que ofrecen algunas vitaminas como la E, A y C. Con estos datos no queremos promocionar el consumo de alcohol, ya que además estos estudios se refieren única y exclusivamente al vino, y de modo particular al tinto. En ningún momento se pueden extrapolar estos datos a otras bebidas alcohólicas, en especial a las de alta graduación. La idea de que tomar pequeñas cantidades de vino acompañando a una agradable comida pueda ser saludable y beneficioso está enraizada en nuestra cultura mediterránea. Pero hay que recordar que esta licencia ha de evaluarla el médico, ya que el alcohol, incluso en cantidades mínimas, puede ser tremendamente perjudicial para otro órgano tan vital como es el hígado, incrementa la tensión arterial, eleva la tasa de lípidos en la sangre, en especial los triglicéridos, y además es responsable de otra grave afección cardíaca denominada miocardiopatía.

El tiempo y las futuras investigaciones de los expertos abrirán nuevas vías de conocimiento, porque todos estos hallazgos son muy recientes, y la mayoría de ellos se han realizado *in vitro*. Se necesitan por tanto confirmaciones más definitivas para que puedan ser plenamente recomendadas en la clínica y epidemiología humanas.

La tensión baja siempre requiere tratamiento

Hablamos de hipotensión arterial cuando las cifras de tensión máxima (sistólica) se encuentran por debajo de los 105 milímetros de mercurio y la mínima (diastólica) es inferior a los 65 en personas adultas. Numerosas enfermedades pueden cursar con una disminución importante de la tensión arterial, aunque en este libro no describiremos los complejos procesos que pueden dar lugar a graves cuadros de hipotensión. Hablaremos de lo que se conoce como «tener baja la tensión», y que en la mayoría de los casos no se corresponde con patología orgánica alguna. Es lo que en medicina se define con el rimbombante nombre de *hipotensión arterial esencial o habitual, constitucional e idiopática.* Este cuadro afecta a un 2-4 por ciento de la población y se presenta con más frecuencia en individuos delgados, de apariencia enfermiza y débil (asténicos), mujeres que han tenido varios hijos y personas de alto nivel intelectual. Los síntomas abarcan desde ligeras sensaciones de cansancio y mareo hasta síntomas de vértigo, opresión en el pecho, palpitaciones, somnolencia, lipotimias, dolor de cabeza, así como sensación de frialdad en los pies, sudoración, diarreas y estreñimiento de tipo nervioso e inapetencia sexual. Con frecuencia este cuadro se desencadena coincidiendo con un trabajo intelectual excesivo. La sintomatología descrita en adultos menores de treinta años es sólo una situación molesta con la que deben acostumbrarse a convivir, pero en las personas de más de sesenta que lleven asociada una arteriosclerosis, sufrir una hipotensión acentuada es probable que cause fenómenos importantes que comprometan el riesgo cerebral.

En la mayoría de los casos y una vez descartadas patologías responsables de estas bajadas de tensión, como la enfermedad de Addison y otras alteraciones metabólicas, cuando no interfieren en la vida de relación del individuo, no son necesarios tratamientos específicos. Muchas veces con la práctica de algún deporte y una vida activa y sana se consigue sobrellevar el problema. Algunas medidas caseras como el terrón de azúcar ligeramente impregnado de un licor o comer algo entre horas suelen dar buenos resultados. Hemos de decir, además, que la tensión arterial baja sin patología de base puede considerarse como un seguro de vida respecto al riesgo de sufrir accidentes cardiovasculares.

II. LA DIGESTION Y SUS MECANISMOS. EL APARATO DIGESTIVO

La verdadera salud se fragua en el estómago, según lo que le echemos.

MIGUEL DE CERVANTES

LOS HUEVOS SON MALOS PARA EL HÍGADO

El hígado es el principal órgano donde tiene lugar el almacenamiento y la degradación de los alimentos, que son transformados en diversas sustancias necesarias para el normal funcionamiento de nuestra economía, las cuales se denominan *metabolitos.* Los azúcares complejos como el almidón se desdoblan en el intestino en otros más sencillos, que a su vez son absorbidos y penetran en el hígado a través de una gruesa vena (porta), desde donde vuelven de nuevo a la circulación general o quedan almacenados en forma de *glucógeno.* Cuando se precise glucosa en la sangre, el glucógeno hepático almacenado se transformará en tan preciado azúcar, respondiendo así a las demandas del organismo. El hígado es una fuente importante para la síntesis de proteínas e interviene además de forma destacada en el metabolismo de las grasas.

Algunas personas sostienen que las grasas no les sientan bien, pues les producen dolores cólicos, al formarse piedras o cálculos (colelitiasis) que son capaces de obstruir los conductos biliares. De entrada, conviene diferenciar la existencia de dos tipos de cálculos en la vía biliar: los de colesterol y los de bilirrubina. Mientras que el colesterol es una grasa saturada, la bilirrubina corresponde a un pigmento que se forma al destruirse los glóbulos rojos; de tal forma que en la vesícula biliar la bilirrubina se une con el calcio para formar sales.

El colesterol es una de las grasas naturales más abundantes en los tejidos animales y uno de los constituyentes de la bilis que se deposita en el reservorio de la vesícula biliar. Pasa al intestino y finaliza su trayecto a nivel del duodeno. Conforme se produce la bilis en las células del hígado, se va almacenando en la vesícula biliar, donde se concentra por reabsorción del agua, para luego ser vaciada periódicamente hacia el intestino delgado tras la digestión. En dicho proceso puede formarse una bilis más espesa de lo normal, que conduce a la formación de cálculos únicos o múltiples. Se sabe que el colesterol y las sales biliares han de mantener una determinada proporción para que la bilis conserve una fluidez adecuada. El aumento en su contenido de colesterol o la disminución en la concentración de sales biliares hacen que el exceso de aquél llegue a formar cristales. Sobre un cristal se irá añadiendo más colesterol y otras sustancias, como sales de calcio y bilirrubina, con lo cual el cálculo crecerá en forma de capas.

La obesidad es uno de los factores que más contribuye a fomentar el depósito de grasas saturadas en las vías biliares, las cuales se transformarán a largo plazo en cálculos o piedras. Y no siempre es posible establecer una relación causa-efecto entre niveles de colesterol elevados en sangre y su acúmulo en la bilis para formar cálculos. La ingestión en exceso de alimentos muy ricos en colesterol, como la yema de huevo, es capaz de fomentar el exceso de colesterol sanguíneo; de ahí a llegar a afirmar que los huevos dañan el hígado existe un abismo. El verdadero problema de los huevos está en la necesidad por parte de la vesícula de contraerse de manera adecuada ante la llegada de un alimento rico en grasas al intestino, pero dicho nutriente no es capaz *per se* de lesionar el hígado humano. Según una de las cincuenta recomendaciones de la Fundación Canadiense contra las

Enfermedades del Hígado se establece lo siguiente: «Puesto que todo lo que comemos pasa por el hígado, una dieta sana le ayudará a mantenerlo saludable. Disminuya las comidas muy fritas, las grasas y la sal.» Y recuerde que el alcohol es el peor enemigo de esta víscera.

«Tengo principio de úlcera»

Las úlceras o *ulcus* representan un trastorno digestivo muy frecuente, pues afecta a un 20 por ciento de varones y un 10 por ciento de mujeres a lo largo de la vida. En el caso de España las estadísticas demuestran que una de cada diez personas son ulcerosas en algún momento de sus vidas. Por regla general se localizan a nivel del esófago, el estómago o el duodeno.

El síntoma más habitual de la úlcera es el dolor de estómago, que puede acompañarse de sensación de ardor o quemazón y que a veces se irradia a la espalda, suele empeorar por las noches y se alivia al comer. Otras manifestaciones de la enfermedad son sensación de reflujo de ácido desde el estómago hacia el esófago y la boca, siendo más rara la hemorragia en forma de vómitos de sangre «en posos de café» o heces de color negro. Se ha hablado de la existencia de una «personalidad ulcerosa» para hacer alusión al estrés y la ansiedad que suelen presentar los pacientes con úlcera gastroduodenal, responsables a su vez de una mayor secreción de ácido clorhídrico en las paredes del estómago.

En realidad, una úlcera es una pequeña excavación que se produce a nivel de la mucosa que reviste las paredes del esófago, del estómago o del duodeno, al deteriorarse dicha capa por la acción del ácido clorhídrico y de los fermentos que sirven para digerir los alimentos. La úlcera suele tener un calibre de 1 a 2,5 centímetros, siendo su profundidad variable. En el pasado el diagnóstico de la úlcera solía efectuarse por la presencia de unos síntomas compatibles con su aparición, llegando en otras ocasiones a intentar conocer su morfología mediante la ingestión de una papilla de bario que hacía visible la lesión al paso de los rayos X (tránsito esófago-gastroduodenal). Los inconvenientes de esta técnica eran numerosos, figurando entre los más habituales el estreñimiento ocasionado por la referida papilla, su incapacidad para demostrar pequeñas ulceraciones que podían pasar desapercibidas y en ocasiones la imposibilidad de establecer con precisión las diferencias entre un *ulcus* benigno y un auténtico tumor gástrico maligno ulcerado. Tras la introducción de los endoscopios de fibra óptica, la radiología ha pasado a un segundo plano en el diagnóstico de las úlceras, pues permiten visualizar directamente el nicho ulceroso, facilitando las tomas de biopsia de la mucosa con ayuda de unas pequeñas pinzas, de una manera totalmente indolora para el paciente. Posteriormente, será el anatomopatólogo quien, tras efectuar las correspondientes tinciones de los pequeños trozos de mucosa y proceder a su visualización con ayuda del microscopio, nos informará del carácter benigno o maligno de una úlcera del estómago. En los *ulcus* de localización duodenal no será preciso efectuar una biopsia, pues ese tipo de lesiones son siempre benignas. Asimismo, el endoscopio nos informará de la existencia de una inflamación asociada de la mucosa (*gastritis*), de la localización de algún posible punto sangrante (*hemorragia digestiva alta*), de la presencia de estrecheces en algún lugar del tubo digestivo por cicatrización de una antigua úlcera (*estenosis*), etc.

Con los medios diagnósticos modernos, que han llevado a la creación en los hospitales de secciones y servicios dedicados en exclusiva a la endoscopia, ya no caben dudas en cuanto a la existencia o la ausencia de una úlcera. Por ello, hablar a estas alturas de «principio de úlcera», bien en boca de los médicos o de sus pacientes, carece de sentido. El *ulcus* existe o se trata de otra afección diferente.

Una úlcera siempre precisa de una dieta estricta

En las líneas previas hacíamos referencia a las grandes innovaciones que se han registrado en los últimos años en el diagnóstico de las afecciones del tubo digestivo. Lo mismo podríamos decir de las posibilidades terapéuticas, que se han ampliado de forma notable en fechas relativamente recientes. Pero en los tiempos precedentes las cosas transcurrieron de manera muy distinta, recomendándoles los galenos a sus pacientes unos regímenes de vida muy estrictos. La denominada «dieta de los sorbos» consistía en tomar leche cada hora, añadiéndose posteriormente alimentos blandos del tipo de flanes, natillas y purés. Se intentaba neutralizar de manera permanente la acidez provocada por los jugos gástricos, al objeto de acelerar la curación de las úlceras existentes y de reducir la probabilidad de que se formasen otras nuevas. Como veremos a continuación estos hechos son agua pasada. Los últimos descubrimientos han demostrado que la infección del tubo digestivo por una bacteria llamada *Helicobacter pylori,* que puede penetrar en nuestro organismo con el agua y los alimentos, es capaz de producir úlceras. Dicho microbio se refugia en el moco que recubre y protege de la acción agresiva del ácido clorhídrico las paredes del estómago y el duodeno, siendo capaz de erosionar la capa mucosa y de formar una úlcera. Algunos expertos consideran que esta bacteria con forma de sacacorchos, que puede habitar en el tubo digestivo de su huésped desde la infancia, es capaz de producir determinadas afecciones mantenidas como la *gastritis crónica* y las *úlceras.*

El portador del *Helicobacter* puede presentar inicialmente una gastritis superficial, de curso autolimitado y que quizás nunca llegue a producirle molestias. Cuando dicha inflamación persiste, entra en una fase de cronicidad, llegando a atrofiar la mucosa, que perderá resistencia y puede llegar a albergar con el paso del tiempo nichos ulcerosos y tumores. La importancia tan trascendental de este nuevo descubrimiento de la ciencia médica ha llevado a proponer el tratamiento de las úlceras con antibióticos, habiéndose logrado reproducir la enfermedad ulcerosa en ratones para tratar de encontrar una vacuna que pueda resultar eficaz en los seres humanos, de cara a su prevención. Hoy en día se puede detectar de forma incruenta la presencia de infección del tubo digestivo por *helicobacter,* bien mediante un análisis de sangre (determinación de anticuerpos) o el «test del aire espirado», que consiste en la administración por vía oral de una cierta cantidad de urea marcada con una sustancia radiactiva u otras carentes de radiación, que al ser desdoblada por la ureasa que posee la referida bacteria favorece la liberación de metabolitos que son expulsados por el aliento. También existe la posibilidad de obtener una muestra de biopsia gástrica o duodenal para proceder a la visualización del germen al microscopio, determinar la presencia de ureasa en las muestras o efectuar un cultivo de tan curiosa y nociva bacteria.

La mayoría de los gastroenterólogos opta en nuestros días por potenciar la acción de los medicamentos que inhiben la secreción de ácido clorhídrico, con aquellos capaces de neutralizarla (antiácidos o alcalinos) y el empleo de antibióticos de amplio espectro. Para la medicina actual no existe una relación evidente entre la dieta, la ingestión de café, picantes y especias y la aparición de la úlcera. Unicamente en el terreno de la prevención algunos estudios sugieren una relación entre un incremento en el consumo de alimentos ricos en fibra, como el pan integral, las frutas, las verduras y las legumbres, y una menor tendencia a la recidiva de las lesiones ulcerosas.

Las almorranas pueden ser cancerígenas

Algunos problemas de salud resultan ser más comunes de lo que a primera vista podamos creer, ya que las circunstancias íntimas y los tabúes que rodean determinadas afecciones contribuyen a mantenerlas ocultas. Este es el caso de las hemorroides, conocidas vulgarmente como «almorranas», cuya denominación popular procede del árabe y significa «sangre roja». En efecto, las hemorroides son unas dilataciones varicosas similares a las que pueden desarrollarse a nivel de las venas de las piernas, pero que en el caso que nos ocupa se sitúan en torno a la región anal y rectal. Según su localización las hemorroides pueden ser: externas, visibles a ojo desnudo al ser inspeccionadas por el médico y palpables por el propio paciente; e internas, que se descubren al practicar una visualización del canal anal y de la mucosa rectal con ayuda de un endoscopio que está dotado de una fuente de luz (*anuscopio* o *rectoscopio*). La evidencia indirecta de la existencia de esta última suele ser el sangrado repetido, fundamentalmente en relación con los esfuerzos que se efectúan durante la defecación. En efecto, los portadores de almorranas suelen ser personas que sufren un estreñimiento pertinaz, pero asimismo se hallan más predispuestos los obesos y los individuos sedentarios que permanecen muchas horas sentados. Igualmente las embarazadas, puesto que durante la gestación existe una mayor dificultad para el retorno venoso, llegando a desarrollar tan molesta afección. No es cierto que el embarazo produzca almorranas, sí es posible que acelere el desarrollo si la mujer se encuentra predispuesta por sus hábitos intestinales o según sean sus antecedentes familiares. También puede influir que durante los primeros meses de la gestación, el organismo femenino libera hormonas que fomentan la dilatación de los vasos sanguíneos, con el fin de que la nutrición del feto a través de la placenta y del cordón umbilical sea óptima.

En el caso de las hemorroides externas, la presencia de unos nódulos o bultos de color violáceo y recubiertos de piel suele crear al paciente cierto grado de aprensión que le lleva a creer que puede ser portador de un proceso maligno. Nada más falaz, pues en modo alguno existe una tendencia a la degeneración maligna de los tejidos que componen las venas hemorroidales dilatadas. Sí es importante, en cambio, valorar el hecho de que ante un sangrado rectal (*rectorragia*) no deberemos conformarnos de entrada con creer que su origen son siempre las hemorroides, pues algunos procesos tumorales también suelen manifestarse con dicho síntoma.

«El melón: por la mañana oro, por la tarde plata y por la noche mata»

A pesar de que el refranero popular suele ser un pozo de sabiduría enraizado en nuestra más pura tradición, algunos de estos asertos son difícilmente explicables desde el punto de vista de la ciencia médica actual. El melón es una suculenta fruta de sabor agradable que pertenece a la familia de las cucurbitáceas, compuesta en su mayor parte por agua (92,8 por ciento). En cuanto a sus principios inmediatos sólo posee un 0,4 por ciento de proteínas, 0,2 por ciento de grasas y 6,4 por ciento de hidratos de carbono, y su poder energético es de 29 calorías por cada 100 gramos. Estas virtudes lo convierten en el alimento ideal para complementar regímenes de adelgazamiento, por lo que cuesta trabajo aceptar que pueda resultar indigesto.

Posiblemente, la «mala fama» nocturna del melón en algunas zonas se deba al abuso que antaño pueda haberse cometido de ingestiones exageradas de dicho fruto. Téngase en cuenta que el cultivo de este producto es fácil y barato, y en épocas de carestía alimenticia no es de extrañar que muchos individuos se hayan dado verdaderos «atracones» del mismo ante la ausencia de otros alimentos más energéticos. El elevado porcentaje de agua proporciona una fugaz sensación de plenitud, que se mantiene, aunque de forma momentánea, lo cual obliga a repetir la misma operación gastronómica en un corto espacio de tiempo. Cantidades excesivas de cualquier comestible a la larga pueden resultar dañinas, pero el melón, de acuerdo con su composición centesimal y cualitativa, no puede considerarse como alimento responsable de lo que vulgarmente se conoce con el nombre de *cólico*.

¿EXISTE EL «CORTE DE DIGESTIÓN»?

Desde muy pequeños hemos oído de los labios de nuestros abuelos y de nuestros padres que no podíamos bañarnos después de las comidas, ante el riesgo de que nos diera un «corte de digestión». Seguro que muchos se habrán imaginado que en caso de llevarse a cabo dicha eventualidad lo que ocurriría sería una interrupción de los movimientos del tubo digestivo, que en forma de ondas o contracciones propulsan los alimentos desde la boca hacia la parte final del intestino (ano). En consecuencia, aparecerían vómitos para facilitar la expulsión del bolo alimenticio, acompañados de intensos dolores abdominales.

Lo que sucede en realidad es que durante la digestión existe, en condiciones normales, un mayor aflujo de sangre a nivel del tracto gastrointestinal. Todos hemos experimentado de manera indirecta las consecuencias de dicho fenómeno en alguna ocasión, al sentirnos somnolientos y amodorrados después de una comida copiosa, debido al «robo» de sangre que ejerce el aparato digestivo durante sus fases de mayor actividad en relación a otros órganos (cerebro, corazón...). Si en plena digestión efectuamos una inmersión brusca en aguas frías o nos zambullimos de forma incorrecta desde cierta altura («planchazo»), con lo cual sufrimos un traumatismo a nivel del abdomen, estaremos acentuando los cambios circulatorios propios de dicha fase y disminuirá aún más el retorno de sangre al corazón, a consecuencia de lo cual puede aparecer una parada cardiorrespiratoria, con la consiguiente pérdida del estado de consciencia debido al *shock* que acontece, el cual crea a su vez una situación propicia para que la víctima pueda fallecer por asfixia debido a la penetración del agua en las vías respiratorias (ahogamiento). La denominación científica para dicho evento sería *hidrocución* (en lugar de «corte de digestión»). En conclusión, la acción vasoconstrictora del agua fría ejerce un efecto muy nocivo a nivel del sistema cardiocirculatorio, pero no afecta de modo directo al tubo digestivo.

Algunas diarreas aparecen por enfriamiento

Se entiende por *diarrea* al aumento en el volumen diario de las deposiciones o en la frecuencia de las mismas. Sus causas son muy variadas, sobre todo cuando su curso es crónico, pero en el caso de que su presentación sea aguda o esporádica lo más frecuente es que obedezcan a la penetración en el tubo digestivo de algún agente infeccioso transportado con los alimentos o las bebidas.

Los trastornos intestinales de tipo infeccioso son los problemas de salud que afectan con mayor frecuencia a los turistas en sus desplazamientos. Su incidencia se ha estimado por los expertos entre un 20 y un 50 por ciento de las personas que viajan de un país a otro, por lo que se ha acuñado a este respecto el término *colitis* o *diarrea del viajero.*

Diversas bacterias con gran afinidad para fijarse en la mucosa intestinal, como sucede con la *Shigella,* la *Salmonella,* la *Escherichia coli* y el *Campylobacter,* serán las responsables de esta diarrea en un 80 por ciento de los casos. Mucho menos común es la posibilidad de adquirir una infección intestinal por la penetración en nuestro organismo de parásitos, tales como las amebas y las denominadas lamblias o giardias, salvo que habitemos en regiones donde éstos son endémicos. La infestación por este último tipo de protozoo es relativamente frecuente en nuestro país, sin llegar a la situación de Norteamérica, donde se trata del agente intestinal más ubicuo. Tanto las amebas como las lamblias forman quistes que se adhieren a la mucosa que reviste el intestino, prolongando de forma notable la supervivencia del germen al ser resistentes al cloro que se añade al agua potable. Algunos sujetos son portadores de este tipo de microbios durante etapas muy prolongadas de su vida, sin llegar a desarrollar síntoma alguno, por lo que se convierten en *portadores asintomáticos* capaces de contagiar a otras personas.

Entre los principales elementos responsables del contagio en una infección intestinal cabe detacar el agua no depurada, las verduras, los pescados y carnes que se ingieren crudos, las frutas que se consumen con cáscara y la leche que no haya pasado los controles sanitarios correspondientes. Pero además los cubitos de hielo que hayan sido elaborados con agua contaminada o que no esté bien potabilizada pueden ser los causantes de una diarrea estival. Por ello las autoridades sanitarias recomiendan el consumo exclusivo de agua embotellada cuando se deba viajar a ciertos países donde las condiciones higiénicas sean deficitarias.

Atribuir el origen de una diarrea al mero hecho de bañarse en el agua fría del mar o de una piscina o al acto de consumir helados y bebidas a baja temperatura carece de toda lógica. Lo que sí es posible que suceda es que las personas que padezcan *colon irritable,* las cuales sufren una aceleración de su tránsito intestinal en situaciones de estrés o de modificación de los hábitos de vida, presenten diarrea con motivo de un viaje, el inicio de las vacaciones, los cambios en su dieta, etc.

El frío es responsable de afecciones muy variadas, como los sabañones, las congelaciones, algunas formas especiales de urticaria (*a frigore*), etc. Sin embargo, la exposición al mismo no guarda ninguna relación directa con la aparición de despeños diarreicos.

Siempre hay que tomar algo para «cortar las diarreas»

Por regla general, la administración de antibióticos no está indicada en el caso de una diarrea de causa infecciosa, salvo que se trate de pacientes que se pudieran denominar de «alto riesgo». Figurarían entre los mismos aquellos con escasa acidez gástrica (intervenciones del estómago, gastritis crónicas, consumo de alcalinos, cimetidina, ranitidina, famotidina o similares...) o los que poseen un sistema inmunológico deficitario por el motivo que fuere. Tanto el ácido clorhídrico presente en el estómago de todas las personas sanas, como el funcionamiento armónico de las células y las sustancias que constituyen el sistema inmune nos sirven para defendernos de manera eficaz frente a virus, bacterias y otros microorganismos. Diversos estudios han conseguido demostrar que el uso de antibióticos de amplio espectro tiene capacidad de prolongar el curso habitual de una diarrea de origen infeccioso, ya que al destruir bacterias que forman parte de la flora habitual del colon tiende a perpetuar la situación de mala absorción de líquidos y alimentos que se produce por hallarse la mucosa intestinal inflamada.

Cuando aparece la diarrea es fundamental mantener un aporte regular de líquidos por vía oral que evite el desarrollo de una posible deshidratación, sobre todo en el caso de los más pequeños. La rehidratación oral progresiva, en forma de pequeños sorbos, será de gran importancia en climas muy calurosos que favorecen las pérdidas de agua y sales a través de la sudoración. Una solución mundialmente aceptada a este respecto es la denominada «limonada alcalina», que se prepara disolviendo en un litro de agua embotellada o debidamente potabilizada el zumo que se obtiene al exprimir dos limones, una cucharadita de bicarbonato sódico, el equivalente a la punta de un cuchillo de sal común y un poco de sacarina. Asimismo, existen en el mercado farmacéutico preparados similares en forma de polvo, que se disuelven en un volumen dado de agua, figurando entre sus ingredientes el sodio, el potasio y el bicarbonato.

La utilización de fármacos antidiarreicos reductores de la motilidad intestinal no está indicada en la mayoría de los cuadros diarreicos, pues son capaces de prolongar su duración al propiciar la retención del agente causal a nivel del colon (intestino grueso). Sobre todo deberán abstenerse del uso de este tipo de medicamentos aquellos sujetos que además de diarrea presentan un cuadro febril, pues algunas bacterias poseen peligrosas toxinas que pueden originar alteraciones severas en órganos alejados del intestino. Este sería el caso de la *Salmonella typhi,* responsable de la fiebre tifoidea, que a veces se refugia en la vesícula biliar por largos períodos de tiempo y produce brotes repetidos de diarrea. Los fármacos antidiarreicos pueden prescribirse en el caso de diarreas severas, que asocian vómitos masivos y deposiciones muy líquidas, para evitar episodios severos de deshidratación. Sería el caso del cólera, donde las heces llegan a ser tan poco consistentes que remedan el aspecto del agua de arroz. Quizás estableciendo un símil en este sentido, el agua que se obtiene al hervir el arroz se ha empleado en algunos casos como un remedio casero tradicional para combatir las pérdidas hídricas que originan las diarreas, pero presenta el inconveniente de que su contenido en sales no es tan idóneo como el de la «limonada alcalina».

Durante años el bicarbonato sódico fue considerado, tanto por parte de los médicos como de muchos pacientes, la panacea en el tratamiento de las afecciones del estómago, debido a su potente acción para neutralizar el grado de acidez. Pero su principal inconveniente estriba en que dicho «medicamento» puede favorecer la absorción de sodio en una proporción elevada a través de la mucosa que reviste la cavidad gástrica, con su consiguiente paso a la sangre y otros tejidos de nuestro organismo. Este es un grave inconveniente para aquellas personas que no deben recibir un aporte extra de sal, como sucede con los hipertensos, personas con cirrosis hepática, etc. Por otra parte, el anhídrido carbónico que desprende el bicarbonato al disolverse en el medio ácido del estómago va a distender las paredes gástricas actuando en consecuencia como un potente estimulante de la secreción («efecto rebote»).

Como ya mencionábamos en párrafos anteriores, la ausencia de otros remedios más eficaces en el pasado para el tratamiento de las úlceras motivó que los médicos recomendasen a sus pacientes dietas espartanas. Por ello, hubo personas que limitaron su alimentación al aporte en exclusiva, o al menos de forma preponderante, de leche, junto con bicarbonato. Se ha demostrado que el calcio presente en la leche es contraproducente si se consume en cantidades excesivas, al comportarse de manera paradójica como un estímulo muy potente para favorecer la secreción de ácido clorhídrico en el interior del estómago. Pero en no pocas ocasiones las creencias populares se apartan de la luz que aportan los científicos, por lo cual no resulta todavía inusual el hecho de observar cómo en los bares y restaurantes algunos clientes continúan solicitando bicarbonato, al igual que otros piden aspirinas.

III. EL APARATO LOCOMOTOR. LOS PROBLEMAS DE MOVIMIENTO

El movimiento es causa de toda vida y aquél causa de una acción.

LEONARDO DA VINCI

LO NORMAL ES TENER REÚMA

Curiosamente, el reúma es una de las afecciones que con más frecuencia se presenta en Medicina, y que tiende a ser minimizada popularmente, llegando a compararse el «reúma» con un estado casi normal del individuo. Pocas personas saben que las más de doscientas enfermedades reumáticas son complejos procesos patológicos en los que las lesiones afectan a numerosos órganos de nuestra economía. La palabra *reúma* etimológicamente proviene del latín *rheuma,* que significa «catarro», acepción ésta que nada tiene que ver con la naturaleza del proceso. El *reumatismo* puede definirse como aquella *enfermedad del tejido conjuntivo o de sostén cuyo síntoma más destacado es el dolor y la rigidez de alguna estructura del aparato locomotor.* Dada la gran cantidad de enfermedades reumáticas existentes resulta difícil establecer una clasificación sencilla, pero una distinción general entre reumatismos degenerativos e inflamatorios puede ser válida para comprender mejor la verdadera importancia de estos síndromes.

La *artrosis* es la *enfermedad reumática degenerativa* por excelencia, y puede decirse que su aparición obedece a un proceso evolutivo normal consecuente al paso de los años, aunque pueden intervenir otras causas más complejas, ya que también hay casos de esta enfermedad en personas jóvenes. La lesión inicial comienza en el cartílago que recubre las superficies de la articulación. Cuando esta estructura se daña hasta desprenderse, el hueso pierde esa protección que a modo de cojinete evita el roce de «hueso contra hueso», por lo que comienzan a formarse espolones óseos llamados *osteofitos,* que en forma de picos similares a los de un loro o «rebabas» provocan el dolor, llegando en ocasiones a lesionar y pinzar otras estructuras como ocurre con algunos nervios. El término *artritis* se emplea para referirse a procesos reumáticos de causa inflamatoria (*artros,* «articulación», *itis,* «inflamación»), siendo la artritis reumatoide la enfermedad más representativa de este grupo.

Hinchazón, enrojecimiento y aumento de temperatura local son los síntomas característicos de todo proceso inflamatorio que en un gran número de casos se desencadena por un mecanismo autoinmune, es decir, porque el sistema defensivo actúa de forma equivocada fabricando anticuerpos y otras sustancias contra algunos componentes propios del mismo; en este tipo de artritis, la autoagresión va dirigida fundamentalmente contra la membrana sinovial. La mayoría de los reumatismos autoinmunes no se limitan a afectar únicamente las articulaciones, sino que determinadas vísceras como el corazón, el riñón, el cerebro, la piel y el pulmón pueden sufrir importantes alteraciones. En general, todas las enfermedades del colágeno o del tejido conjuntivo cursan de alguna forma con afectaciones articulares de tipo inflamatorio en distintas localizaciones dependiendo del tipo de proceso sufrido.

Existen también otros tipos de artritis cuya causa no es estrictamente inmunológica, sino que el mecanismo inflamatorio se produce por la infección de gérmenes tales como el gonococo, el estafilococo y el haemophilus. Por otra parte, hay que tener en cuenta que los golpes y las caídas pueden ser también responsables de lo que se conoce como artritis traumática, y que algunas alteraciones metabólicas como la gota debutan con frecuencia inflamando las articulaciones al depositarse cristales de ácido úrico en las mismas.

Queda claro, según lo expuesto, que hablar de reúma no define en forma alguna la enfermedad padecida, y una regla que los médicos manejamos habitualmente puede resultar muy útil para orientarse en términos generales respecto al tipo de afectación sufrida: los síntomas mejoran una vez iniciado el movimiento en la artrosis, ocurriendo todo lo contrario en las artritis, ya que el reposo sirve para aminorar el proceso inflamatorio.

Un esguince es menos grave que una fractura

Desde el punto de vista clínico, hablar de fractura genéricamente no indica la gravedad que pueda derivarse de tal lesión, pues el pronóstico dependerá de numerosos factores tales como la edad del individuo, el estado de su metabolismo óseo, el tipo de hueso fracturado, las características de la fractura, la afectación vascular consecuente, etc. Por tanto, podemos comprender que no tiene la misma trascendencia una fractura no complicada de cúbito y radio, por ejemplo, en un adulto joven, que la misma lesión en la cadera de una persona anciana con un alto grado de osteoporosis o la rotura de tibia con bordes anfractuosos, que además esté abierta a la piel. Según esto, la elongación o estiramiento de algunos ligamentos, producida como consecuencia de un traumatismo y que conocemos con el nombre de esguince, puede llegar a ser más grave incluso que algunas fracturas. Dependiendo también de la localización anatómica y de la funcionalidad de la articulación afectada, dicha lesión puede originar a la larga más complicaciones que algunas roturas óseas, pues hay que tener en cuenta que los ligamentos cumplen una función protectora de la articulación, y si el esguince es tan intenso que ha llegado a romper el ligamento, será necesaria la intervención quirúrgica para suturar esta estructura y devolver a esos delicados elementos de sostén su función protectora. En los casos de fracturas óseas no complicadas, una simple inmovilización mediante la aplicación del correspondiente yeso será suficiente para que en unas cuantas semanas la recuperación se desarrolle sin secuelas; de la misma forma, un esguince ligero curará en poco tiempo, si la articulación permanece en reposo. El tobillo es quizás la zona en la que con más frecuencia aparecen los esguinces, por lo que un tratamiento inadecuado o tardío puede dejar señales importantes de inestabilidad articular, muchas veces más invalidantes que la propia fractura. Por ello, una torcedura del pie es posible que resulte generalmente banal, pero en ocasiones será necesario que el traumatólogo instaure el tratamiento pertinente.

IV. EL MUNDO DE LOS ALIMENTOS. METABOLISMO Y NUTRICION

Tú deberías comer para vivir, no vivir para comer.

MARCO TULIO CICERÓN

ALGUNOS ALIMENTOS ADELGAZAN

Es curioso comprobar cómo en los últimos años han proliferado multitud de «rocambolescas» dietas que en boca de charlatanes y al amparo de diversos medios de comunicación prometen milagrosos efectos adelgazantes que garantizan la soñada meta de poseer un apolíneo y deseado cuerpo. La lista de estos mitos sería interminable y baste recordar alguna de las más divulgadas, como la de los astronautas, la de la Clínica Mayo (por cierto, desmentida dicha autoría numerosas veces por este afamado centro), la de los hidratos de carbono, la disociada, la del pomelo, la macrobiótica zen, la vegetariana, etc. Incluso algunos «expertos» han llegado a postular que existen alimentos capaces de hacer perder peso a la persona obesa, apoyándose en una curiosa propiedad atribuida al aminoácido carnitina, que según «aseguran» es capaz de devorar las grasas. La simple afirmación de que un alimento adelgaza entraña en sí misma una contradicción, pues desde el momento que hablamos de alimento, estamos aceptando implícitamente una cualidad dietética que asegura un aporte energético. No existe, por tanto, ningún alimento propiamente dicho que haga perder un solo gramo; en cuanto se produce la absorción del mismo, se ponen en marcha los mecanismos metabólicos correspondientes tendentes a almacenar energía. De forma invariable, un gramo de carbohidratos y de proteínas producirá cuatro kilocalorías de la misma manera que de un gramo de grasa obtendremos nueve. Por supuesto que existen alimentos con muy poco poder energético, útiles en las dietas de adelgazamiento, pero siempre que su consumo predomine frente a otros de mayor contenido calórico. Conviene explicar el concepto fisiológico que se conoce como *acción dinámico-específica,* y que se define como la energía que utiliza el organismo para metabolizar un determinado principio inmediato. Podría pensarse que alimentos de muy bajo poder calórico necesitarían gastar más cantidad de energía para su asimilación que la que el propio alimento produce, pero la naturaleza es muy sabia y por muy poco valor alimenticio que tenga una sustancia, siempre será mayor que lo que se consuma para obtenerla.

El agua y las vitaminas engordan

Por mucho que se empeñen algunas personas obesas el agua no puede engordar a nadie, dado que este elemento, en su estado natural y sin ningún añadido, no aporta al organismo caloría alguna. Cuando alguien aumenta de peso por causa del agua hay que buscar alteraciones del equilibrio hídrico que estén provocando una retención de líquido. Estas situaciones, siempre patológicas, pueden obedecer a trastornos hepáticos, cardíacos, renales o metabólicos, por lo que en ningún régimen de adelgazamiento debe «martirizarse» al paciente restringiéndole el consumo de agua.

Las vitaminas tampoco pueden favorecer en sí mismas los estados de obesidad, y como ya se comenta en el apartado «Las vitaminas abren el apetito», la acción beneficiosa de estas sustancias se demuestra sólo en la prevención o en el tratamiento de enfermedades carenciales como el escorbuto, el beri beri, la pelagra, etc., o para conseguir un efecto antioxidante, a través de la vitamina C, A y E, que según estudios recientes parecen ser de utilidad en la profilaxis de enfermedades cardiovasculares y cancerosas.

Un ejemplo demostrativo de que el agua y las vitaminas no engordan es que en las dietas más estrictas de adelgazamiento, cuando se somete al paciente a una ausencia absoluta de alimentos para tratar las obesidades mórbidas, se le mantiene durante semanas exclusivamente con agua y un aporte vitamínico adecuado.

La carne de cerdo aumenta más el colesterol que la de vaca

Desde tiempos remotos el cerdo ha sido considerado como animal impuro y, por tanto, maldito. Ya en el Levítico, se insta al pueblo judío a evitar su carne en la alimentación: «Comerás únicamente animales de pezuña hendida, casco partido y que rumíen», intentando fomentar así el consumo de carne de otros animales. De forma errónea se ha interpretado tal precepto como una manera de eludir la triquinosis, hecho éste totalmente absurdo si tenemos en cuenta que la asociación de la enfermedad con la carne de cerdo no fue conocida hasta 1859. Los motivos son obviamente distintos y guardan relación con aspectos socioeconómicos. El cerdo es un animal omnívoro y por tanto compite con el hombre en el consumo de los recursos alimenticios; es de aspecto sucio y no puede ser empleado para la carga; no produce estiércol utilizable para el abono, ya que come poca celulosa, y además la leche de sus hembras no es consumida por el hombre. Esta maldición que posteriormente hereda el Islam persiste de alguna forma hasta nuestros días, en los que todavía se le culpa de multitud de males para nuestra salud, siendo el alimento que más precozmente se prohíbe ante una mínima alteración del metabolismo de las grasas. Sin embargo, investigaciones recientes aseguran que este animal es rico en ácido oleico, el mismo que contiene el aceite de oliva, que al ser monoinsaturado ayuda a mantener normales los niveles de colesterol. La carne de vacuno, en cambio, posee gran cantidad de ácido esteárico, que, como grasa saturada, incrementa nocivamente la tasa de colesterol en las arterias de nuestro organismo. Algunos expertos incluso han llegado a decir que el cerdo podría considerarse como «un olivo con patas», desde un punto de vista dietético. No obstante, hay que tener en cuenta que la cantidad total de grasa de este animal es mayor que la del ganado vacuno, por lo que se debe restringir su consumo en las personas que presenten niveles elevados de colesterol en sangre. Pensemos, además, que con frecuencia las personas afectadas de esta alteración metabólica son obesas, por lo que parecería prudente limitar su consumo desde un punto de vista ponderal.

Comer dulces fortalece los huesos

La fortaleza de los huesos guarda una relación directa con el metabolismo del calcio. Este mineral, que se encuentra almacenado casi en su totalidad en el hueso y en los dientes, se adquiere durante el crecimiento del individuo de tal forma que un recién nacido posee en su organismo tan sólo 28 g de calcio, pero cuando alcanza la talla definitiva esta cantidad se eleva a 1.200 g aproximadamente. Por tanto, es fácil deducir la importancia de un adecuado aporte de calcio durante la edad infantil. A grandes rasgos, los trastornos derivados de una deficiencia de este elemento son tres: una dieta deficitaria del mismo provocará en el niño una detención del crecimiento y deformaciones de los huesos. Cuando esta situación es consecuencia de un déficit de vitamina D, el proceso clínico es similar, ya que esta vitamina es imprescindible para que el calcio de la dieta se absorba en el intestino; es lo que se conoce con el nombre de *raquitismo.* En los adultos las consecuencias son la descalcificación de los huesos (*osteomalacia*) y la pérdida de piezas dentales. En personas de edad más avanzada, sobre todo en aquellas mujeres que ya han entrado en el climaterio, la manifestación clínica más típica es la pérdida de tejido óseo (*osteoporosis*), cuyo principal riesgo son las fracturas ante mínimos traumatismos o incluso de forma espontánea.

Comer dulces no ejerce ninguna influencia sobre la estructura de los huesos, salvo que dichos alimentos contengan gran cantidad de leche, que es la principal fuente de calcio que tenemos a nuestra disposición. Por el contrario, los productos de panadería y bollería fabricados con harina integral podrían interferir la absorción de calcio como consecuencia de la presencia de ácido fítico, que, de la misma forma que ocurre con el hierro, favorece la eliminación de estos minerales por las heces. Por último, señalemos que quizás un exceso de hidratos de carbono impida la pérdida de masa ósea de forma indirecta, ya que, según se desprende de numerosos estudios, la obesidad previene de alguna forma la aparición de la osteoporosis.

Las lentejas tienen mucho hierro

Aunque puede parecer sorprendente, el hierro contenido en esta legumbre es prácticamente inútil para combatir los estados carenciales de este mineral, y lo mismo sucede con el resto de las legumbres, el germen de trigo, las espinacas y, en general, todos los vegetales verdes. Esto es debido a la presencia en estos productos del ya señalado ácido fítico, que al actuar como quelante del hierro impide la absorción gástrica del mismo. En cambio, otros alimentos, como la patata, el brócoli, el tomate y las coles tienen una absorción férrica intermedia, pues además son ricos en ácido málico, cítrico y ascórbico, que facilitan de forma significativa el paso del hierro a la sangre. Sin embargo, el bacalao, la carne de buey, la gamba, el pollo, las carnes rojas y sobre todo el hígado aportan elevadas cantidades de hierro, por lo que deben considerarse como los alimentos ideales para las personas con anemia ferropénica. De lo expuesto es fácilmente deducible que la adición a la dieta habitual de frutas ricas en vitamina C (ácido ascórbico) y en ácido cítrico, como naranja, kiwi, fresa, limón, etc., constituye un buen complemento dietético en este tipo de pacientes.

Los «alimentos naturales» son buenos para la salud

Si admitiésemos que existen alimentos naturales para el hombre, deberíamos aceptar que igualmente existen alimentos antinaturales y esto no se sustenta desde ningún punto de vista. El hombre es un animal omnívoro, capaz, por tanto, de asimilar y metabolizar casi todos los productos que se encuentran en su entorno. ¿Es natural entonces comer huevos de aves destinados a alimentar al embrión hasta su eclosión? ¿Es natural consumir leche de vaca cuya única misión es alimentar al ternero en sus primeros momentos de vida? ¿Por qué es más natural una lechuga recién cogida de la huerta que una pata de cordero asado o que un pescado en aceite de oliva, magníficamente enlatado con todas las garantías que nos ofrece nuestra industria conservera? La moda de lo supuestamente natural está invadiendo nuestra cultura alimentaria, y en aras de un reconocimiento a la tecnología y a la ciencia debemos decir que gracias a esos productos que algunos llaman «no naturales» se ha conseguido que la mayoría de la población pueda disponer de una cantidad de proteínas y otros principios inmediatos, impensable hace tan sólo unas décadas, y nadie puede discutir que hoy en día se come más y mejor. Los aditivos alimentarios, las técnicas de congelación, liofilización y envasado, por ejemplo, son imprescindibles en la civilización actual, y los defensores de los productos mal llamados *ecológicos* deberían reflexionar respecto a la imposibilidad de retroceder en el tiempo a épocas más «naturales y románticas», sin que se produzca un desabastecimiento de la población general. Distintos son los problemas derivados de algunas afecciones, en los que determinados aditivos alimentarios pueden desencadenar diversos síntomas *. En estos casos hablamos de enfermedad y no se pueden extrapolar estas situaciones a las del resto de la población. Es lo mismo que si desaconsejásemos la penicilina para el ciudadano porque existan personas alérgicas a este medicamento.

En sentido estricto, el calificativo *natural* implica que tiene que haberse producido sin intervención alguna de la mano del hombre, circunstancia que en el mundo actual es casi imposible. Por eso, según palabras del profesor Grande Covián, tristemente desaparecido, el único alimento natural para el ser humano sería la leche materna, ya que el resto es tan natural o antinatural como quiera considerarse.

ALGUNAS PERSONAS ENGORDAN PORQUE SU METABOLISMO ES LENTO

Las personas con exceso de peso con frecuencia buscan justificaciones de tipo médico para explicar su obesidad; sin embargo, este estado se produce exclusivamente por ingerir más calorías de las que se gastan. En

* Véase el apartado «Los aditivos alimentarios son un veneno».

la mayoría de los casos estar gordo no responde a una causa orgánica, y el exceso de peso puede ser la consecuencia de llevar muchos años comiendo demasiado. No obstante, existen diversos factores que contribuyen a la aparición de la obesidad. Está demostrado que las personas depresivas y ansiosas leves engordan porque comen en exceso, pues en este acto encuentran una sensación placentera que compensa un estado psíquico alterado. En otros casos, el motivo se encuentra en errores dietéticos adquiridos durante la infancia, siendo muy frecuente que en una misma familia haya varios individuos obesos. En este sentido hemos de mencionar que recientes estudios apuntan la posibilidad de que en la obesidad exista un componente genético. Asimismo, ocurre que las personas acostumbradas a realizar ejercicio físico engordan cuando dejan de realizarlo, pues continúan ingiriendo la misma cantidad de calorías, con un desgaste energético menor por la ausencia de la actividad deportiva. No es cierto, por tanto, que se engorde por padecer un metabolismo lento. Cuando el metabolismo está disminuido se debe al padecimiento de algunas enfermedades como el hipotiroidismo, en el que además de la obesidad se observan otros síntomas como piel seca y áspera, cansancio, intolerancia al frío, estreñimiento, cambios en la voz y alteraciones auditivas. También la hiperfunción de las glándulas suprarrenales puede producir el llamado *síndrome de Cushing,* que origina una obesidad característica localizada en el tórax y el abdomen, aparte de otros síntomas como diabetes, hipertensión arterial y la aparición de estrías cutáneas de color rojo vinoso. Hablando de metabolismo hemos de señalar que la obesidad sí puede provocar diversas alteraciones orgánicas; la diabetes del adulto, la gota, la arteriosclerosis, la artrosis, las piedras en la vesícula biliar y la hipertensión arterial son enfermedades directamente relacionadas con la obesidad.

Ningún alimento es capaz como tal de provocar la enfermedad, ya que la diabetes mellitus es una afección endocrinológica que se produce como consecuencia de una secreción disminuida de insulina, lo que origina que el azúcar no pueda entrar en las células, manteniéndose de esta forma una cantidad excesiva del carbohidrato circulando por la sangre, mientras que dichas células se encuentran vacías de este compuesto. Es como si la insulina fuese la llave que abre la célula para que el azúcar se introduzca en ella. El siguiente símil nos puede ayudar a comprender este fenómeno: imaginemos un niño hambriento observando un escaparate repleto de dulces pero sin dinero para poder adquirirlos. El niño sería una célula de nuestro cuerpo, el escaparate repleto de manjares, la sangre repleta de azúcar y el dinero que le falta, la insulina. La consecuencia de este hecho es sencilla de entender; el exceso de azúcar circulante que no ha podido entrar en las células, llega al riñón y se elimina por la orina acompañado de la cantidad de agua necesaria para que este azúcar pueda ir diluido. Es lo que se denomina *poliuria* (exceso de orina) y constituye uno de los síntomas principales de la diabetes. Para compensar esta pérdida de líquido y no llegar a deshidratarse, el organismo se defiende aumentando la sensación de sed (*polidipsia*), y como las células están vacías de ese material indispensable para producir energía que es la glucosa, aumenta de forma significativa la sensación de hambre (*polifagia*). Por este motivo se conoce a la diabetes como la enfermedad de las tres «P»: poliuria, polidipsia y polifagia. Pero no todos los casos de diabetes mellitus son consecuencia de la ausencia de la citada hormona. Existen dos tipos de diabetes en función de su patogenia: 1) la diabetes tipo I, también llamada insulinodependiente, que se produce habitualmente en personas jóvenes, puede tener cierta predisposición genética.

Se caracteriza por una incapacidad pancreática para fabricar la insulina consecuente a una alteración en los llamados islotes de Langerhans, que son los encargados de fabricar dicha hormona. Por este motivo se precisa su administración exógena durante toda la vida del paciente. 2) La diabetes tipo II es propia del adulto, se asocia con frecuencia a la obesidad y tiene un componente marcadamente hereditario. Habitualmente no se precisa administrar insulina, y con una dieta adecuada para bajar de peso suele controlarse sin problemas. En este caso, el páncreas se muestra insuficiente frente a la obesidad, y muchas veces requiere medicamentos que estimulen al mismo para fabricar más insulina (antidiabéticos por vía oral). Es, por tanto, una dieta excesiva y no el abuso específico de azúcar lo que está en relación con el desarrollo de la enfermedad. Hay que señalar no obstante que esta diferenciación en tipo I y II no siempre se presenta de una forma tan esquemática, existiendo casos intermedios en la diabetes del adulto que se tratan conjuntamente con antidiabéticos orales y pequeñas dosis de insulina.

V. LOS PROBLEMAS DE LA BOCA Y LOS DIENTES

Más vale un diente que un diamante.

MIGUEL DE CERVANTES

LAS LLAGAS APARECEN EN LA BOCA CUANDO FALTAN VITAMINAS

La aparición de úlceras en la boca, que en ocasiones pueden ser bastante dolorosas, constituye uno de los motivos más frecuentes de consulta, no sólo al dentista, sino también al médico generalista. Los médicos denominamos a este tipo de lesiones *aftas,* y no se logra identificar su causa real en un alto porcentaje de los casos. En algunas personas tienden a la recidiva, haciéndose recurrentes a lo largo del año.

Muchas veces el mecanismo desencadenante puede ser inaparente para el paciente con aftas, ya que hechos tan comunes como el cepillado de dientes si resulta agresivo, masticar compulsivamente los alimentos e ingerir líquidos y alimentos calientes llegan a producirlas con relativa facilidad. Cuando nada de lo anterior se produce es muy común atribuir la aparición de llagas dentro de la boca a una situación de debilidad del organismo o a una falta de vitaminas. En efecto, las anemias pueden dar alteraciones a nivel de la lengua, que pierde sus papilas normales y se engruesa, generando además en ocasiones úlceras y fisuraciones en la mucosa oral o en las comisuras de los labios (*boqueras*). Asimismo, no cabe la menor duda de que existen carencias vitamínicas o avitaminosis que pueden originar graves trastornos.

Pero cuando la alimentación de una persona es variada y equilibrada, este tipo de alteraciones es muy rara. En el pasado el escorbuto, que obedece a una deficiencia de vitamina C y es una enfermedad que el propio Hipócrates llegó a conocer, afectó a los individuos que participaron en las grandes navegaciones. La inflamación de las encías y el sangrado de las mismas era una de sus manifestaciones más frecuentes, pues las características de la mucosa de la boca la hacen especialmente susceptible para alterarse en los déficits alimentarios. Algunos médicos denominaron al escorbuto *estomacale* o *mal de boca,* para llamar la atención sobre el mal aliento que originaba. Fue en 1750 cuando el cirujano de la Real Armada Británica James Lind habló en su libro titulado *Causas y tratamiento del escorbuto* de la necesidad de consumir verduras y frutas frescas por los integrantes de las tripulaciones de los buques para su prevención. Un tiempo después el concentrado de zumo de limón llegó a hacerse obligatorio en los barcos ingleses. Hasta entonces los síntomas derivados de la carencia de vitamina C se atribuyeron a causas tan dispares como la exposición al frío, la humedad y la atmósfera viciada de las embarcaciones.

En la actualidad el escorbuto y otras deficiencias vitamínicas son muy raros, por lo que atribuir de entrada las aftas bucales a dicha situación no parece muy congruente. A su vez, la prescripción por períodos prolongados de suplementos vitamínicos para tratar las llagas puede ocasionar retrasos diagnósticos innecesarios. Existe una máxima en la práctica odontológica que establece la necesidad de efectuar una biopsia de una úlcera en la boca siempre que persista más de quince días, sobre todo cuando se trata de pacientes alcohólicos o fumadores. Tanto el alcohol como el tabaco, así como las irritaciones crónicas de la mucosa oral producidas por una prótesis dental mal ajustada, son elementos que predisponen al cáncer de boca. Este puede manifestarse en fases precoces bien en forma de úlceras o excavaciones de la mucosa, aunque también son frecuentes las manchas blanquecinas (*leucoplasia*). La consulta a tiempo con el especialista implica la curación de estos cánceres *in situ,* que no tratados a tiempo pueden suponer la muerte del paciente por el elevado grado de malignidad que llegan a adquirir.

Las lombrices producen castañeteo de dientes

La denominada *lombriz de los niños* es un agente infeccioso que afecta con una elevada frecuencia al hombre en las primeras etapas de la vida, siendo la hembra del parásito la que emigra durante la noche a través del colon o intestino grueso, y pone sus huevos en los márgenes del ano para morir a continuación. Por ello la molestia más frecuente es el picor que se desencadena por la irritación producida a dicho nivel, que le lleva al paciente al rascado repetido, con lo cual puede llegar a producirse excoriaciones dolorosas en la piel circundante. De forma secundaria también es posible que se desarrolle insomnio y sensación de intranquilidad e irritabilidad. Es bastante común que el picor en la región anal se intensifique por la noche, al desaparecer los estímulos de las actividades diarias que desvían la atención del paciente en este sentido, con independencia del motivo que lo origine. Es del dominio del vulgo y de muchos de nuestros colegas la creencia de que siempre que los dientes rechinan o castañetean lo más probable es que las lombrices estén haciendo acto de presencia. Dicho síntoma se denomina en términos médicos *bruxismo,* y en modo alguno es una manifestación directa de que existe una colonización intestinal por lombrices, ya que puede obedecer a muchas otras causas. Entre los motivos más habituales que pueden dar lugar a tan curiosa y desagradable manifestación figuran las malposiciones dentarias. En efecto, una falta de armonía en este sentido puede ser la responsable de que al ponerse en contacto las superficies de masticación de los dientes y las muelas ocurran encuentros bruscos y traumáticos. Cuando una persona sufre este tipo de problemas deberá ponerse en contacto con un ortodoncista, que mediante una serie de sofisticados alambres y aparatos puede hacer que las piezas dentarias vuelvan a situarse en una posición más correcta.

En ocasiones, la disposición de los dientes en el interior de la boca puede ser correcta, pero al masticar las arcadas dentarias superior e inferior no coinciden de forma adecuada. Los sujetos que sufren este tipo de alteraciones suelen hallarse bastante estresados, y tienden a desgastar con el castañeteo de sus dientes las cúspides de los mismos, fenómeno que realizan de manera involuntaria incluso mientras duermen. A largo plazo puede ocurrir una distensión de los ligamentos que fijan las piezas dentarias a las encías y a la mandíbula, con lo cual aquéllas alcanzan una movilidad inusual y llegan a caerse. En dichas ocasiones quizás lo conveniente sea un tratamiento a base de ansiolíticos y técnicas de relajación.

Además del rechinamiento de los dientes existen otras falsas y peregrinas creencias respecto al tema que nos ocupa. Así, desconocemos los motivos por los que muchos adultos aconsejan a los niños que eviten la ingestión de dulces, ya que de lo contrario les saldrán lombrices. También resulta curioso que algunas madres iluminen la región terminal del intestino (ano), mediante una vela, la llama de una cerilla o una linterna para intentar extraer del trasero del pequeño que padece lombrices el mayor número de estos animalitos. Dicha actitud resulta absurda, ya que en el interior del intestino grueso va a quedar una cantidad nada despreciable de gusanos y sus huevos, llevando aparejado el riesgo de atrapar huevos de la lombriz entre las uñas que pueden ser tragados de forma inadvertida por la madre (*autocontagio*). Por ello es muy importante a la hora de prescribir un tratamiento antiparasitario para las lombrices hacerlo extensivo a toda la familia, pues el mero hecho de compartir el baño puede perpetuar la infestación. Por otra parte, el rascado anal permite la dispersión de los huevos por la ropa y el suelo, y si la temperatura es adecuada pueden permanecer viables unas tres semanas. La costumbre de los niños de jugar en parques y jardines en la arena, donde permanecen dichos huevos, favorece su atrapamiento debajo de las uñas de las manos y el paso al intestino a través de la boca. Por todo ello, la profilaxis de este tipo de infestaciones parasitarias resulta ineficaz.

EL CEPILLADO DE LOS DIENTES DEBE SER SIEMPRE ENÉRGICO

Para mantener una buena higiene dental es mucho más importante el uso adecuado del cepillo que el tipo de dentífrico empleado. El empleo de pastas dentales con flúor es siempre deseable, pero también conviene convertir el cepillado en un hábito más de nuestra vida cotidiana. Los movimientos que deberán efectuarse con el cepillo de dientes siempre tenderán a evitar la abrasión de las encías, pues entonces pueden quedar al descubierto los cuellos de las piezas dentarias, que a partir de entonces sangrarán y se volverán dolorosos. Téngase en cuenta que una encía que sangra es siempre una encía enferma.

La realización de maniobras intempestivas con el cepillo de dientes puede originar graves lesiones a largo plazo. Mientras que el esmalte que recubre las piezas dentarias está adaptado para contactar con los dientes vecinos y con la saliva, no sucede lo mismo con el denominado cemento, situándose la transición natural entre ambos elementos a nivel del cuello de las muelas y dientes. Los desgarros inferidos por el cepillado incontrolado en un tejido tan delicado como el que conforma las encías puede ser el origen de pequeñas caries o pérdidas de sustancia que se forman en el cuello de los dientes. A largo plazo, este tipo de traumatismos puede causar una auténtica enfermedad de las partes blandas que circundan el diente (*periodonto*). La inflamación mantenida de las encías (*gingivitis*) puede ser motivo de que en un futuro más o menos cercano se aflojen las piezas dentarias y acaben desprendiéndose de su ubicación natural en los alveolos o huecos del hueso mandibular. A pesar de los avances de la higiene, la enfermedad periodontal (popularmente denominada *piorrea*) continúa siendo en la actualidad la segunda causa de pérdida de las piezas dentarias después de la caries. No olvidemos que el consumo de cepillos y dentífricos por habitante y año en España resulta todavía escaso, si nos comparamos con países más avanzados.

Un buen cepillado se hace a base de movimientos suaves de la muñeca, ejerciendo un movimiento longitudinal en el sentido del eje del diente, de arriba abajo en el caso del maxilar superior y al revés si se trata de efectuar la higiene de las piezas dentarias que se alojan en la mandíbula o maxilar inferior. Con ello conseguiremos arrastrar la capa de bacterias que se adhiere a las superficies dentales (*placa*), labor que puede verse facilitada mediante el empleo de un colorante adecuado de venta en las farmacias, conocido como «revelador de placa bacteriana». Pero además de que la técnica del cepillado debe ser lo más ortodoxa posible, es importante invertir un tiempo mínimo de unos tres minutos en llevar a cabo esta labor, que a su vez es preciso ejercitar siempre después de cada comida. También resulta de gran utilidad complementar la acción del cepillado con el uso de la seda dental, capaz de eliminar los restos alimenticios de los recovecos dentales menos accesibles.

En cualquier caso, cuando las encías comienzan a sangrar conviene ponerse lo antes posible en manos de un periodoncista, que es un dentista dedicado en exclusiva al tratamiento de ese tipo de problemas.

Las «calenturas» se contagian por usar el vaso de otra persona

Al parecer fue Herodoto quien describió en el siglo I el herpes labial, afección que se conoce vulgarmente como *calentura,* la cual está originada por el virus del herpes simplex. Nada tiene que ver este agente infeccioso en sus manifestaciones con el que produce el herpes zoster (conocido popularmente como «culebrilla»), aunque sean de la misma familia, pues lo que caracteriza al segundo de ellos es el desarrollo de una infección generalmente muy dolorosa de la piel.

El virus del herpes tiende a recidivar con una periodicidad variable de un paciente a otro, viéndose favorecidas las recurrencias por situaciones de estrés, fiebre, exposición a la luz solar, menstruación y la toma de medicamentos que pueden afectar a la defensa inmunitaria normal del paciente frente a los microorganismos (inmunosupresores, corticoides...).

En los niños de uno a cuatro años el herpes labial puede causar fiebre alta, malestar general, irritabilidad y vesiculaciones dolorosas en los labios, encías, velo del paladar, lengua y garganta. En los adultos lo característico es que aparezca una elevación enrojecida de la mucosa labial, que pica y duele, seguida del desarrollo de una pequeña ampolla con líquido («vesícula»). La persistencia de los brotes de inflamación cutánea o mucosa por el virus del herpes tienen su razón de ser en el hecho de que este tipo de microorganismos se acantona en el sistema nervioso tras la primera infección que aparece en la infancia, a la que antes hacíamos referencia.

En el caso del herpes zoster la «primoinfección» se denomina *varicela,* pues tanto esta enfermedad como la «culebrilla» están originadas por el virus varicela-zoster.

Existe una variedad diferente al virus que origina las «calenturas» (tipo 1), que se denomina «herpes tipo 2» y afecta a los órganos genitales de ambos sexos, que se transmite durante el coito, por lo que se encuadra dentro de las enfermedades de transmisión sexual (denominadas «venéreas»). Una buena prueba de la capacidad de contagio del virus del herpes simplex labial viene dada por el hecho de que también es posible que afecte a la región genital, si se practica el sexo oral (*fellatio* y *cunnilingus*), aunque ésta no sea su localización habitual.

El herpes labial de tipo 1 puede afectar hasta a un tercio de la población sana, lo que le convierte en un padecimiento bastante común. A diferencia de lo que sucede en los niños, en el adulto las lesiones se circunscriben a los labios y no penetran dentro de la boca. Cura espontáneamente en siete a diez días sin dejar cicatriz, por lo que el uso tópico de agentes antivíricos no parece indicado. La posibilidad de que el virus del herpes labial pase a través del vaso de una persona que tiene «calenturas» sólo justificaría la primoinfección del niño.

No es preciso cuidar los dientes de leche, pues tienen que caerse

La higiene dental deberá comenzar siempre en la primera infancia. Una alimentación adecuada, que incluya un aporte regular de calcio y limite la ingestión de azúcares refinados como los que se hallan contenidos en los productos de pastelería, así como el mantenimiento de una posición correcta de las muelas y de los dientes son los principios básicos en este sentido. Por ello conviene vigilar de cerca una serie de malos hábitos y situaciones, capaces de comprometer el desarrollo normal de la dentadura.

Descuidar la limpieza diaria de los dientes de nuestros pequeños al tener en mente la falsa convicción de que si son temporales o de leche deberán caerse de todos modos, así como fomentar la adición de azúcar o de leche condensada a la tetina del chupete son costumbres que se tendrán que evitar a toda costa. De lo contrario, es posible que aparezcan las temibles caries, que cuando se producen deberán ser empastadas lo antes posible. Además, una pérdida precoz de los dientes de leche puede dar lugar más adelante a alteraciones en el crecimiento de la dentadura permanente.

Una cuestión que inquieta bastante a las madres es la fecha de erupción de los dientes, que en cada sujeto posee cierto grado de flexibilidad. Mucho más debería preocuparles que la higiene dental sea correcta y que siempre se efectúe a diario. La placa bacteriana está integrada por una masa de microorganismos que se acumulan sobre la superficie dental, fundamentalmente en el surco que se forma entre dientes y encía, que además no se suele ver a ojo desnudo. Este «enemigo invisible» no sólo puede agredir el esmalte dental y cariar las piezas afectadas, sino que además es capaz de llegar a formar auténticas bolsas de pus debajo de las encías (enfermedad periodontal o piorrea). Esta última afección puede desencadenar un intenso mal olor del aliento, pero además a largo plazo produce la caída de los dientes. Cuando un niño sufre un traumatismo en la boca que afecta a alguna de las piezas de leche habrá que vigilar su evolución en los días siguientes al accidente. Si se desarrollan cambios de color o de transparencia del diente afectado, se deberá practicar lo antes posible una *endodoncia* o *desvitalización,* que consiste en extraer mediante una pequeña intervención quirúrgica el conjunto de nervios y vasos que se alojan en el interior de las piezas dentarias (pulpa). Posteriormente, se procederá a rellenar todos los conductos que, partiendo de la raíz, atraviesan el diente y alojan la referida *pulpa dentaria,* con un material especial llamado *gutapercha.* Sólo así lograremos salvar de una pérdida segura el diente en cuestión, pues a fin de asegurar una adecuada disposición de la dentadura definitiva en el futuro, conviene adoptar al igual que con las caries una actitud que sea lo más conservadora posible.

Una causa frecuente de malposición dental es la extracción precoz de los dientes de leche, debido al desarrollo de caries que no son empastadas o de infecciones localizadas (*abscesos*). Como consecuencia de dicha situación las restantes piezas dentarias tenderán a aproximarse entre sí, para rellenar la oquedad, pero a su vez los dientes definitivos o permanentes saldrán antes de tiempo. Puesto que la erupción dental se halla coordinada con el crecimiento de los maxilares, surgirá entonces una falta de armonía en este sentido. De acuerdo con todo lo expuesto, resulta fácil comprender la importancia primordial de una buena higiene dental desde las primeras etapas de la vida, que deberá verse complementada con revisiones odontológicas periódicas.

Dentro de la Odontología y la Estomatología los profesionales tienden cada vez más a especializarse en una parcela concreta. Para los niños existen odontopediatras, que por su especial dedicación son capaces de efectuar empastes y limpiezas dentales en los pequeños de más corta edad. A ellos conviene recurrir cuando surja algún problema con la primera dentición, pues los retrasos en este sentido se acabarán pagando caros. Además, tiene muchos beneficios desde un punto de vista psicológico que los niños se acostumbren a ir al dentista desde muy pequeños, con lo que se evitarán situaciones de angustia e intranquilidad cuando sean más mayores.

VI. PSIQUIATRIA. PARECER LOCO...

Parecer loco es el secreto del sabio.

EPICTETO

EL ESTRÉS ES SIEMPRE PERJUDICIAL PARA LA SALUD

La palabra *estrés* proviene del vocablo inglés *stress,* que significa «fuerza, presión o compulsión», y desde un punto de vista médico puede definirse como el conjunto de situaciones biológicas o psicológicas que se desencadenan en el organismo, cuando se enfrenta de forma brusca con un agente nocivo cualquiera que sea su naturaleza.

En sentido estricto, el estrés no tiene por qué ser obligatoriamente dañino, pues, desde una óptica meramente biológica, tal estado supone una reacción defensiva del organismo ante un peligro que se intuye se va a producir. Una parte del sistema hormonal o endocrino reacciona con una respuesta intensa mediante la secreción de adrenalina, sustancia que una vez liberada al torrente circulatorio por las glándulas suprarrenales nos prepara para la lucha inmediata.

Una situación estresante será perjudicial cuando derive de un fracaso producido por la imposibilidad de dominar una situación concreta, pero cuando dicha tensión es vencida y canalizada, puede comportarse como constructiva y creativa. El daño aparece en los casos de estrés insoportable, y entonces se observan importantes alteraciones psíquicas y orgánicas. Sensaciones de ansiedad, miedo excesivo y sentimiento de culpa son señales que deben ponernos en alerta de que algo funciona mal en la capacidad de adaptación; es el momento de poner orden en nuestra forma de vida antes de que comiencen a aparecer enfermedades psicosomáticas tales como diversos tipos de cefalea, afecciones cutáneas, digestivas, hipertensión o afectación del sistema cardiovascular, así como el desmoronamiento psicológico que puede abocar en una depresión por agotamiento. En el medio urbano es prácticamente imposible vivir sin un cierto grado de estrés. La aglomeración de las grandes ciudades, la competitividad, la prisa y la falta de comunicación social constituyen una fuente inagotable de agentes capaces de desencadenar el estrés. El tratamiento medicamentoso prescrito por manos expertas, las técnicas de relajación y la psicoterapia oportuna nos enseñarán al menos a convivir con dicho estado e incluso a conseguir en muchos casos que llegue a desaparecer, pero ningún fármaco será eficaz si la persona con estrés no modifica el ritmo de vida generador de tal estado.

Ir al psiquiatra es cosa de locos

Desde que en el siglo XIX la psiquiatría adquiere categoría de disciplina científica, la vieja idea del «loco» ha perdido, por suerte, las connotaciones peyorativas que poseía. Afortunadamente, el especialista en enfermedades mentales ya no aplica aquellas crueles terapias consistentes en duchas frías, castigos físicos y aislamientos prolongados. El avance de la farmacología y el mejor conocimiento del funcionamiento cerebral y del comportamiento humano han condicionado que el psiquiatra sea en la actualidad un médico de fácil acceso, que no sólo trata los grandes cuadros psicóticos, y que ha llegado a convertirse en uno de los especialistas más visitados por el público en general. Lo que popularmente se denomina *locura* abarca los procesos psíquicos más importantes como la esquizofrenia y la depresión, precisamente los cuadros donde el psiquiatra alcanza mayor preponderancia. Con frecuencia se precisa el auxilio de especialistas en otras áreas de la medicina que ayudarán a establecer el diagnóstico diferencial preciso para descartar que la enfermedad mental sufrida sea la consecuencia de un desarreglo orgánico y no mental, pues no en vano existen enfermedades aparentemente psiquiátricas que tienen su origen en otros órganos o sistemas. Afecciones neurológicas de tipo vascular o tumoral, enfermedades degenerativas como el mal de Alzheimer y anomalías enzimáticas o metabólicas necesitan en muchas ocasiones el concurso de neurólogos o endocrinólogos. Por otra parte, técnicas diagnósticas como la electromiografía y las de diagnóstico por imagen (tomografía axial computadorizada, resonancia magnética nuclear...) completan el arsenal exploratorio necesario para establecer un diagnóstico correcto. Pero afortunadamente la mayoría de las consultas que se demandan del psiquiatra no son debidas a enfermedades mentales graves. La ansiedad, el estrés, la depresión leve y un sinfín de alteraciones del comportamiento constituyen hoy en día el grueso de esta consulta.

La facilidad que tenemos en la actualidad para acudir al psiquiatra hay que considerarla como uno de los mejores índices de desarrollo social y cultural. Por todo lo expuesto, la visita a «su psiquiatra» es actualmente en los países más desarrollados, una actitud tan habitual o más que la de cualquier otro médico especialista. Curiosamente, el «loco» no acude al psiquiatra, sino que le llevan, ya que los síntomas de las enfermedades mentales más graves impiden muchas veces que el paciente tome por sí mismo la decisión de pedir la ayuda necesaria.

Los tratamientos psiquiátricos pueden ser peligrosos

Ningún tratamiento médico prescrito por el especialista debe entrañar riesgo para el paciente, ya que se supone que las consecuencias derivadas de la enfermedad padecida son más graves que las de los medicamentos administrados. En lo que a la psiquiatría se refiere, en los últimos años se ha producido un espectacular avance en el campo de la terapéutica. Tanto los antidepresivos como los ansiolíticos y los antipsicóticos se mantienen sin apenas riesgo durante largos períodos de tiempo, y en muchos casos incluso es posible calcular mediante complejas técnicas de laboratorio cuál es la cantidad de fármaco necesaria que debe haber en la sangre para alcanzar los resultados que se pretenden. Esto es particularmente cierto en el caso de los medicamentos anticonvulsivantes utilizados para tratar la epilepsia, o en los tratamientos con sales de litio para las psicosis maniacodepresivas, conociendo de esta forma, en cada momento, si al paciente se le está administrando la dosis correcta de cada producto farmacológico. Asimismo, para detectar las potenciales lesiones inherentes a los efectos secundarios de estos fármacos, el médico realizará los oportunos estudios analíticos mientras dure el tratamiento.

En realidad, lo peligroso es abandonar, por temores infundados o por ignorancia, cualquier tratamiento psiquiátrico sin contar con la opinión del experto, ya que una supresión brusca de los medicamentos en cuestión puede desencadenar una reagudización de la enfermedad de base por un efecto «rebote». Por tanto, hay que abandonar los prejuicios respecto a los medicamentos y consultar cualquier duda con el especialista, que, aunque a lo mejor no lo sepa todo, sí es el que más sabe o por lo menos más que el propio paciente.

VII. EL APARATO RESPIRATORIO. EL AIRE QUE NOS RODEA

Cuando un médico recomienda a un enfermo el cambio de aires, es que no sabe qué hacer con él.

Proverbio

Para los resfriados hay que dar siempre antibióticos

Michael Oppenheim, en su *Guía del doctor para el mejor cuidado de la salud,* realiza la siguiente afirmación: «Si acude a la consulta con una úlcera o una pierna fracturada, casi todos los médicos le darán el mismo tratamiento. Si llega con un buen resfriado, todas las apuestas están perdidas.» En determinadas épocas del año son una auténtica legión los pacientes que consultan a su galeno habitual por padecer un catarro y lo que demandan precisamente es la prescripción de algún remedio que a su juicio pueda resultar efectivo y sea capaz de evitar que un simple resfriado se convierta en una bronquitis, una sinusitis, etc. Cuando el profesional intenta hacerles ver que determinados medicamentos como los antibióticos no están indicados para su dolencia, tienden a surgir las desavenencias entre ambos. En la mayoría de los casos no se trata de frenar a toda costa el gasto farmacéutico por parte de los profesionales sanitarios, sino que los antibióticos, como cualquier principio activo, tienen sus indicaciones y pueden originar efectos secundarios. En efecto, los antibióticos sólo son efectivos contra enfermedades provocadas por bacterias, pero además su uso indiscriminado puede fomentar la aparición de resistencias por parte de aquéllas, ya que es el mecanismo de adaptación natural para poder sobrevivir que poseen dichos microorganismos. No en vano la palabra *antibiótico,* acuñada en 1945 por el microbiólogo estadounidense Waksman, descubridor de la estreptomicina, significa «contrario a la vida».

En los diversos tejidos de nuestro organismo, en condiciones normales existen bacterias y otros microbios, a cuyo conjunto se le denomina *flora residente.* La acción bactericida de los antibióticos no es capaz de diferenciar este tipo de microorganismos de los que pueden resultar nocivos si se permite su proliferación, originando la destrucción indiscriminada de todos ellos. Entonces pueden encontrar un terreno abonado para multiplicarse ciertos hongos que forman parte de las mucosas que revisten el aparato respiratorio, el digestivo, etc. Por ello, algunas personas que reciben antibióticos de «amplio espectro» presentan manchas blanquecinas en ciertas localizaciones como la boca o los genitales, por el sobrecrecimiento de una levadura llamada *Candida albicans.* Otra posibilidad es que debido al tratamiento antibiótico surjan trastornos digestivos como náuseas, vómitos, diarrea, etc. Asimismo, determinados antibióticos como las penicilinas pueden ser la causa de la aparición de reacciones alérgicas en ocasiones severas.

Unicamente en determinados colectivos como las personas ancianas, los diabéticos, los enfermos crónicos o los fumadores, el uso precoz de antibióticos ante un cuadro de resfriado puede evitar complicaciones mayores como las neumonías, derivadas de la sobreinfección bacteriana. Este tipo de actitud también puede resultar útil en los sujetos que padecen asma bronquial o bronquitis crónica y ven reagudizados sus síntomas por un resfriado, ya que la presencia del cambio de color en la expectoración, que pasa de ser inexistente o blanquecina a adquirir un tono amarillento o verdoso, está delatando en la mayoría de los casos una infección bacteriana secundaria.

En los resfriados no complicados, que son la mayoría, bastará con incrementar la ingestión de agua, mantenerse en cama si aparece fiebre o malestar general, recurriendo a tomar preparados antihistamínicos para disminuir la tasa de mucosidad, solos o asociados a *descongestivos nasales* que ayuden a despejar las vías respiratorias altas.

El aire acondicionado y las corrientes de aire ocasionan resfriados

El *coriza* o *resfriado* es una infección de las vías respiratorias altas originada tras la exposición a un tipo especial de virus; los más habituales son los llamados rinovirus, que como su nombre indica se fijan en la mucosa que reviste las fosas nasales para producir una intensa inflamación de la misma. Es la denominada *rinitis catarral,* término cuyo origen podemos encontrar en la lengua griega, ya que para los antiguos helenos la voz *catarro* significaba «correr a través de» (*kata,* «para abajo»; *rheo,* «fluir»). En efecto, uno de los síntomas más característicos y molestos del resfriado es la secreción de moco a través de las ventanas nasales, que al comienzo del proceso suele tener un aspecto acuoso que produce un goteo continuo.

La creencia de que las corrientes de aire y los cambios bruscos de temperatura favorecen la aparición de «enfriamientos» está muy arraigada en la mayoría de las personas. Aunque en la actualidad los mecanismos de transmisión de las infecciones respiratorias agudas no se conocen a ciencia cierta, existen dos principales vías de contagio: la diseminación de los virus contenidos en las gotitas de saliva o en las secreciones presentes en la nariz y la garganta, que se expelen mediante el estornudo y la tos, así como por el transporte de dichos microbios a través del contacto con objetos diversos o por manos que están contaminadas con secreciones respiratorias.

Con independencia de que los resfriados suelen ocurrir en los meses invernales, donde se registran las temperaturas ambientales más bajas, no se ha podido demostrar que el frío sea su agente causal. Resulta mucho más eficaz que evitar la exposición al frío para frenar la diseminación epidémica de los resfriados efectuar un lavado frecuente de las manos, controlar la expulsión de saliva y otras secreciones respiratorias con la tos y hacer uso de pañuelos higiénicos de celulosa y de mascarillas que eviten el paso de secreciones al exterior mediante el estornudo.

Resulta erróneo pensar que durmiendo en una habitación fría y tomando duchas con agua a baja temperatura aumenta la resistencia al padecimiento de resfriados. La baja humedad ambiental puede contribuir a secar la mucosa que tapiza el interior de las fosas nasales, con lo cual se facilita el paso a su través de los virus que causan los resfriados.

Algunas personas que se exponen a cambios bruscos de temperatura o que pasan de una habitación fría a otra que se halla más calida sufren una dilatación de los pequeños vasos sanguíneos encargados de irrigar la mucosa nasal, con lo que se desarrolla una obstrucción al paso del aire. Es la llamada *rinitis vasomotora,* cuyo origen reside en la exacerbación de un fenómeno fisiológico en función del cual todos los vasos de nuestro organismo poseen la suficiente elasticidad para variar su calibre en función de las distintas necesidades.

En el pasado la costumbre de utilizar sombrero estuvo muy arraigada en la sociedad, aunque sus usuarios no estaban necesariamente más protegidos de los resfriados. Cuando una persona se expone a bajas temperaturas ambientales, el organismo reacciona intentando conservar el calor mediante el cierre de los pequeños vasos sanguíneos (capilares) de los miembros superiores e inferiores. Los vasos que irrigan la cabeza no logran disminuir su calibre tan eficazmente como los más superficiales, por lo cual el uso de gorra o sombrero en climas fríos sí logrará provocar en el usuario una cierta sensación de confort.

LAS VACUNAS ANTICATARRALES PREVIENEN LOS RESFRIADOS

El resfriado común es probablemente la infección más habitual que padece el hombre, y en los meses de invierno representa uno de los principales motivos de consulta al médico general. La media de resfriados anuales para un adulto sano se cifra en 2 a 4, mientras que en los niños la incidencia es mayor, sobre todo cuando se hallan en edad de guardería. Sabemos que este tipo de afecciones obedece al contagio de determinados tipos de virus, fundamentalmente rinovirus, llegando a complicarse con infecciones bacterianas en la vecindad de las fosas nasales (sinusitis, otitis...) tan sólo una pequeña proporción de los catarros.

Puesto que el origen del resfriado es la infección vírica, las denominadas *vacunas anticatarrales* o *vacunas bacterianas* no son capaces de ejercer ninguna acción preventiva. Dichos productos están elaborados a partir de cultivos de diversas especies de bacterias, que se suspenden en un medio líquido. Su modo de administración puede ser inyectable u oral, siendo esta segunda forma la de más dudosa eficacia, habida cuenta de que el ácido clorhídrico del estómago tiene un gran poder destructor sobre los posibles gérmenes nocivos que ingresan en nuestro organismo a través del aparato digestivo.

En el pasado estuvieron muy de moda las *autovacunas,* cuya preparación se efectuaba cultivando las mucosidades presentes en la garganta, en las fosas nasales y en los bronquios (esputo) de los pacientes que sufrían con asiduidad procesos catarrales, con el fin de intentar «protegerles frente a sus propias bacterias». Incluso hubo algunos especialistas que llegaron a cultivar restos de tejidos procedentes de las amígdalas y las vegetaciones, una vez que se había procedido a su extirpación, para elaborar la correspondiente vacuna a la medida de cada enfermo. Este tipo de actuación resulta sumamente curioso, habida cuenta de que nadie posee unas bacterias privativas. Fue entonces cuando los médicos acuñaron el término de *asma bacteriano,* para designar a las formas de dicha enfermedad que no estaban producidas por una reacción alérgica frente a los alergenos ambientales más comunes (pólenes, ácaros, mohos...).

Como dato exótico, que nos hace regresar a etapas que ya forman parte de la historia de la Medicina, hubo en España algunos médicos que preconizaron la «humanización de la autovacuna». Los cultivos de bacterias respiratorias se obtenían introduciendo una muestra del moco nasofaríngeo o del esputo en tubos estériles, en los que se inyectaba sangre del paciente para que el «traje a la medida» gozase de un mayor sello personal. Pero para favorecer el crecimiento de los referidos gérmenes era preciso mantenerlos durante veinticuatro horas a una determinada temperatura de «incubación», fenómeno que se logra al introducir la muestra en estufas especiales. En el caso de los sujetos que habitaban en zonas rurales españolas se llegó a recomendar que mantuviesen el tubo de vidrio que portaba el moco o el esputo adosado al calor de la ingle durante veinticuatro horas, con lo cual dichos pliegues cutáneos pasaron a convertirse en «estufas humanas». Posteriormente, los sufridos pacientes debían remitir la muestra por correo al laboratorio de su ciudad más cercana, y un tiempo después recibían en su domicilio la tan ansiada «vacuna», muchas veces en forma de supositorios.

En la actualidad sabemos que son los virus respiratorios los principales causantes de las agudizaciones del asma, por lo que se ha abandonado el empleo de «vacunas bacterianas» y «autovacunas». Un número muy reducido de pacientes continúa demandando de sus médicos la prescripción de dichos «fármacos», al afirmar que les alivian la sensación de falta de aire que caracteriza al asma, pero es seguro que los mismos resultados pueden conseguirse con la inyección de agua destilada. Este tipo de «protección psicológica» que precisan algunos enfermos es lo que se conoce en medicina con el nombre de *efecto placebo.* Ya afirmaba hace muchos años Sigmund Freud que la única terapia eficaz es aquella que se paga.

El consumo diario de vitamina C previene y ayuda a tratar el resfriado

Un famoso aforismo médico establece que «el resfriado dura una semana si se trata y siete días si se abandona a su suerte». A pesar de que este tipo de sentencias encierran una gran verdad, algunas personas se empeñan en atribuir propiedades curativas y profilácticas a determinados alimentos. Así, el bioquímico estadounidense de origen húngaro Albert Szent-Györgyi, que recibió el Premio Nobel en 1937 por sus estudios sobre la vitamina C, afirmaba que desde el momento que comenzó a incluir en su desayuno un cuarto de taza de germen de trigo no padeció ni un solo resfriado. El germen de trigo es una importante fuente de zinc, manganeso y vitamina E. Dicho investigador falleció a la avanzada edad de noventa y tres años.

Al margen de este tipo de experiencias personales se ha llegado a publicar en revistas médicas serios estudios que muestran datos a favor y en contra en relación con el posible efecto preventivo de la vitamina C sobre los resfriados.

En los últimos años estamos asistiendo a un redescubrimiento de las propiedades de algunas vitaminas como la A (zanahorias, espinacas, vegetales de hoja verde...), la C (cítricos, fresas, cerezas, kiwi, col, coliflor, repollo, tomate, pimiento verde...) y la E (frutos secos, verduras, germen de trigo...). Se ha demostrado que dichos elementos esenciales de nuestra dieta bloquean diversos procesos oxidativos en el organismo, contribuyendo a disminuir la incidencia de ciertos tipos de cáncer y enfermedades cardiovasculares. Por ello los expertos denominan a este tipo de vitaminas *antioxidantes.* Los datos científicos a que hemos hecho alusión se han obtenido tras llevar a cabo diversos estudios, con muestras de población integradas por cientos de pacientes en diversas partes del mundo. Pero como afirma Earl Mindell en su libro *Todo sobre las vitaminas*: «Nadie le presta mucha atención a un resfriado, excepto el cuerpo, que pone demasiada.»

Sabemos que los resfriados y las gripes continúan siendo una causa importante de absentismo escolar y laboral en todo el mundo, con sus consiguientes repercusiones económicas. Asimismo, hemos llegado a conocer que los fumadores, las mujeres que toman píldoras anticonceptivas y las personas ancianas tienen mayores necesidades de vitamina C. Pero de ahí a recomendar de manera universal el consumo diario de suplementos de la misma carece de sentido. Téngase en cuenta que la ingestión excesiva de vitamina C puede favorecer el desarrollo de cálculos renales de oxalato cálcico, así como el descenso de los niveles orgánicos de otras vitaminas también esenciales, como el ácido fólico y la B_{12}.

Uno de los más fervientes defensores del consumo habitual de vitamina C fue Linus Pauling, Premio Nobel de Química, que publicó en 1970 el libro *La vitamina C y el resfriado común,* donde hacía alusión a las beneficiosas propiedades de este suplemento nutricional y a su propia experiencia en la prevención de los resfriados. El interés de Pauling por la vitamina C surgió a raíz de una carta que le envió el novelista Irving Stone, recomendándole su consumo diario, práctica que incorporaron a su vida cotidiana el científico y su esposa describiendo gran sensación de bienestar y un menor número de resfriados. Pero al margen de que Pauling alcanzase una notoria longevidad y de que la vitamina C se convirtiese para él en una especie de panacea, no siempre las opiniones de este tipo de personalidades deben convertirse en dogma de fe. Hasta el momento nadie ha conseguido demostrar de forma taxativa que la vitamina C sea eficaz en el tratamiento o prevención del catarro. Sabemos que su aporte regular es vital para el mantenimiento de la piel, las encías, los huesos, los tendones y los vasos sanguíneos, ya que promueve la reparación de los tejidos mediante la formación de una proteína denominada *colágeno.* Curiosamente, en uno de los estudios llevados a cabo para prevenir el resfriado, los sujetos que no tomaron la vitamina tuvieron menos resfriados y de menor intensidad que el grupo formado por los que sí la recibieron.

Si usted está preocupado por los frecuentes resfriados que padece, pruebe a incrementar el consumo de cítricos y otras fuentes naturales de vitamina C. Pero tenga en cuenta que los datos de que disponemos hoy en día sobre la eficacia de este tipo de intervención dietética son bastante contradictorios. Al margen de que algunos expertos pretendan polarizar nuestra atención hacia el incremento en el consumo de un determinado elemento dietético, parece demostrado que una alimentación equilibrada es la mejor garantía para gozar de buena salud. Probablemente no consigamos mejores resultados al ingerir una dosis extra de vitaminas adquiridas en la farmacia, de acuerdo con argumentos aparentemente tan simples como la creencia de que «el estrés debilita nuestras defensas», que quizás no sean del todo ciertos.

EL ASMA ES UNA ENFERMEDAD SIEMPRE INCURABLE

El asma bronquial es una vieja compañera del ser humano, pues el nombre de esta afección tiene su origen en la voz griega *ásthma,* que significa «respirar». Dicho proceso fue descrito por primera vez por el médico grecorromano Areteo de Capadocia (120-180 a. C.), quien, a diferencia de Hipócrates, lo consideró una enfermedad y no un síntoma, diferenciándola de otras afecciones broncopulmonares. En la actualidad los expertos denominan *asma* al *estrechamiento súbito y reversible de los bronquios,* que se produce por la contracción de los músculos que rodean dichas estructuras tubulares. Tan sólo en los años más recientes se ha podido llegar a la consideración de que el asma es una enfermedad inflamatoria, siendo éste el fenómeno que condiciona la disminución del calibre que se produce en las vías aéreas de tales pacientes.

Uno de los fenómenos que más puede contribuir a la inflamación del árbol bronquial en el asma es el desarrollo de una reacción alérgica frente a sustancias tan comunes en nuestro entorno como los pólenes, ácaros, mohos, cucarachas, epitelios de animales, etc. Hasta un 80 por ciento de los cuadros de asma, si se investigan con detenimiento, pueden tener su origen en un proceso alérgico que a veces también afecta a los ojos y la nariz (*rinoconjuntivitis*). Cuando el alergólogo consigue detectar el agente o los agentes capaces de inflamar los bronquios de un sujeto asmático, se podrán instaurar medidas higiénicas que disminuyan el grado de exposición a los mismos. Asimismo, el empleo de extractos de pólenes, ácaros, mohos (*vacunas antialérgicas*), puede proporcionar gran alivio y en ocasiones conducirá a la curación del proceso en un plazo que no suele superar los tres o cuatro años.

La cronicidad del asma en tiempos pretéritos era fuente de inagotables sufrimientos para algunas personas, ya que se desconocían los diversos mecanismos celulares que pueden contribuir a perpetuar la inflamación de la mucosa que reviste los bronquios en su interior.

En ocasiones bastará con separar al paciente del contacto con un determinado alergeno para que la dificultad respiratoria y la tos remitan. Sería el caso de un individuo alérgico a ciertos animales como el perro o el gato, que al tener conocimiento del problema decide desprenderse de su mascota. Esto es lo que le sucedió al doctor Henry Hyde Salter, un médico británico que durante años padeció asma bronquial, quien en 1868 se expresaba en los siguientes términos:

> «La causa de mi dolencia es la proximidad del gato vulgar casero; los síntomas son muy parecidos a los de la fiebre del heno y creo que tendría asma si me sentase cerca del fuego con el gato a mi lado en su alfombra; pero su efecto es mucho mayor cuando el gato se halla sólo a una distancia de uno o dos pies o todavía más cerca. Después de la eliminación de la causa, los síntomas que describo empiezan inmediatamente a desaparecer.»

Por suerte, en nuestros días disponemos de modernos preparados antiinflamatorios para su administración por vía inhalatoria, dotados de una gran potencia y duración de acción. Mediante su empleo regular los especialistas pueden lograr que el individuo asmático lleve una vida normal, llegando a practicar incluso determinados tipos de ejercicio físico. De este modo hemos pasado de efectuar un tratamiento meramente sintomático del asma, a través del uso de dilatadores bronquiales que alivien la sensación de falta de aire, a poder prevenir la cronicidad del proceso inflamatorio que a largo plazo puede empeorar el pronóstico del broncoespasmo. A medida que avancemos en el conocimiento de las interrelaciones que existen entre las células y las numerosas sustancias químicas que producen la inflamación bronquial, iremos disponiendo de medicamentos mucho más efectivos que los actuales para frenar dicho fenómeno. Son muchas las piezas que se han conseguido identificar en ese complejo puzzle, pero falta información para ensamblarlas de forma adecuada.

Por otra parte, es posible que el asma que desarrollan algunos niños durante las primeras etapas de su vida remita de forma espontánea con la llegada de los cambios hormonales propios de la pubertad. Asimismo, se ha podido demostrar que la instauración precoz de «vacunas antialérgicas» puede contribuir de manera decisiva a evitar la perpetuación del proceso inflamatorio bronquial.

VIII. EL APARATO URINARIO. LO QUE MAS DUELE

El agua es el principal de los agentes saneadores, el más eficaz, brillante y antiguo.

ZARATUSTRA

LOS PRODUCTOS LÁCTEOS FORMAN PIEDRAS EN EL RIÑÓN

La leche y los productos lácteos son la principal fuente de calcio para el ser humano, y la idea de que este alimento pueda favorecer la formación de cálculos renales debería estar totalmente erradicada, según se desprende de las investigaciones publicadas en prestigiosas revistas médicas.

Un exhaustivo estudio del *New England Journal of Medicine* realizado en 1993 demuestra que la ingesta de calcio, aparte de no favorecer la presencia de piedras, puede incluso ser beneficiosa para disminuir el riesgo de cólicos nefríticos por cálculos de oxalato cálcico. Reducir la ingesta de calcio aumenta la absorción intestinal de oxalato, así como la posibilidad de generar más piedras, ya que el citado oxalato es una pieza fundamental en el padecimiento de esta enfermedad.

Los individuos que fabrican cálculos renales precisan de un estudio detallado que descarte determinadas alteraciones de tipo hormonal o metabólico y anomalías anatómicas del riñón o de las vías urinarias. En este sentido, el hiperparatiroidismo (excesiva función de las glándulas paratiroides) o la hiperuricemia (elevación del ácico úrico en la sangre) pueden favorecer la fabricación de cálculos de oxalato cálcico o de ácido úrico respectivamente. También las infecciones urinarias por algunos gérmenes como los del género Proteus contribuyen a generar dichos elementos, pues al actuar sobre la urea hacen que la orina se vuelva más alcalina, con lo que se favorece la precipitación de las piedras con alto contenido en calcio. En ningún caso una dieta rica en este compuesto es responsable de dichos trastornos, y suprimir de nuestra alimentación productos tan importantes como la leche y sus derivados de acuerdo con esta falsa creencia puede influir muy negativamente en algunas enfermedades como la osteoporosis, sobre todo en la mujer *.

Las cistitis se producen por haber cogido frío

Es curioso comprobar cómo la tradición popular culpabiliza al frío de multitud de males y desgracias, cuando en la mayoría de los casos no existe relación alguna entre este estado físico y la enfermedad. ¿Quién no ha oído decir a muchas mujeres, sobre todo, que han cogido frío en la vejiga por haber tenido puesto el bañador mojado durante largo tiempo? Nada hay comprobado respecto a que síntomas como las micciones frecuentes y de muy escasa cantidad (*polaquiuria*), las molestias durante la micción (*disuria*) y la sensación de quedarse con ganas de orinar inmediatamente después de este acto (*tenesmo vesical*), que caracterizan el llamado *síndrome miccional*, se desencadenen por haber estado en contacto con el frío. Por este motivo, cualquier persona que sufra esta sintomatología debe ser estudiada por su médico, ya que lo más probable es que padezca en realidad una infección por una bacteria llamada *Escherichia coli* y más raramente por *Trichomonas* o *Clamydias*, o bien que algunas molestias similares sean debidas a inflama-

* Véase el apartado «Comer dulces fortalece los huesos» del capítulo «Metabolismo y nutrición».

ciones uretrales de origen venéreo, que en cualquier caso nada tienen que ver con la baja temperatura. No está claro, por tanto, el origen de esta falsa idea; lo que sí se sabe es que posiblemente el frío aumente de alguna forma el número de micciones (*poliuria*), debido a una estimulación del sistema nervioso simpático que incrementaría el filtrado glomerular, síntoma que no debe confundirse con el síndrome antes mencionado.

IX. LA SANGRE Y EL SISTEMA LINFATICO. LOS FLUIDOS VITALES

Un cuerpo enfermo provoca malos pensamientos y bajas pasiones y rebeldías, ya que la mala sangre infecciona el cerebro y el corazón.

ANGELATS

LOS GANGLIOS AUMENTAN DE TAMAÑO POR DEBILIDAD

Cualquier aumento de tamaño de un ganglio linfático es siempre patológico y se conoce con el nombre de *adenopatía.* Si exceptuamos la edad infantil, en la que con relativa frecuencia pueden palparse estos elementos en la región cervical, axilar o inguinal sin que tenga que ser necesario que exista enfermedad de base, siempre que se note una adenopatía debe consultarse con el médico. Un ganglio inflamado es consecuencia habitualmente de una enfermedad infecciosa o tumoral, por lo que el diagnóstico temprano es vital de cara al pronóstico del proceso, siendo los tumores linfáticos los que más precozmente se manifiestan con adenopatías. El término *debilidad* no define de forma objetiva ningún estado físico, y es un concepto ambiguo que puede asimilarse a cansancio, astenia o malestar general. Posiblemente sea éste el origen que asocia la debilidad a la presencia de ganglios aumentados, ya que una infección vírica, bacteriana, o un cuadro de tipo canceroso se caracterizan, entre otros síntomas, por presentar lo que se denomina *síndrome constitucional,* el cual engloba ausencia de apetito (*anorexia*), pérdida de peso y cansancio excesivo (*astenia*). La enfermedad que históricamente más se ha asociado a la aparición de ganglios ha sido la tuberculosis, hasta tal punto que muchas personas que fueron etiquetadas en su infancia de padecer de «ganglios», lo que sufrieron muy probablemente fue un cuadro tísico, que curó de forma espontánea y no fue diagnosticado de modo conveniente. El hecho de que esta enfermedad tuviese mayor incidencia en personas mal alimentadas y previamente debilitadas ha contribuido a fomentar esta idea que asocia ganglios con debilidad. Queda claro, por tanto, que ambos síntomas pueden coexistir como componentes de una misma enfermedad, pero que dicha debilidad no es la causa del incremento del tamaño ganglionar.

Todas las anemias se tratan con vitaminas

Lo primero que hay que tener en cuenta cuando se habla de anemia es que esta afección es un síntoma, una señal de alarma indicativa de que algo no funciona bien en nuestro organismo, por lo que nunca se debe tratar esta enfermedad con una simple medicación sintomática sin saber la causa que la ha producido. Clínicamente, una anemia se manifiesta por la disminución del número de glóbulos rojos (hematíes), los cuales, una vez fabricados en la médula ósea, se distribuyen por todo el organismo, constituyendo uno de los componentes primordiales de la sangre, por lo que una disminución de estos elementos tiene como consecuencia que el transporte de oxígeno a los tejidos se vea comprometido. Existen numerosas causas responsables de esta enfermedad y la más común es la falta de hierro; por este motivo recibe el nombre de *ferropénica.* Tal deficiencia puede estar provocada por una disminución en la cantidad de hierro necesaria, como consecuencia de una ingesta deficiente por una alimentación inadecuada, o por pérdidas sanguíneas (*hemorragias*) más o menos manifiestas. El aporte de hierro oportuno o la detección del origen del sangrado y su posterior solución serán las terapias a aplicar en este tipo de afectación hematológica.

El grupo de las llamadas anemias perniciosiformes o megaloblásticas se caracterizan porque los hematíes, aunque disminuidos en número, se visualizan con un mayor tamaño que el normal (*megalo,* «grande», *blasto,* «célula»). La causa se encuentra en una deficiencia de la vitamina B_{12}, que por diversos motivos no puede llegar a la sangre debido a la ausencia de un factor llamado «intrínseco», segregado en el intestino delgado e imprescindible para la absorción de la citada vitamina. Asimismo la carencia de ácido fólico (vitamina perteneciente al grupo B) puede también originar cuadros clínicos similares al descrito.

La insuficiencia renal avanzada es también responsable de la enfermedad que estamos tratando. El riñón sano sintetiza una sustancia de tipo hormonal llamada eritropoyetina, imprescindible para que la médula ósea fabrique los glóbulos rojos. Cuando estos órganos productores de orina están alterados, dicha sustancia deja de producirse y el número de hematíes disminuye por falta de estímulo sintetizador a la médula.

Un sistema inmunológico alterado puede ser también el causante de otro tipo de anemias. El organismo es capaz en estos casos de fabricar de forma errónea anticuerpos frente a los propios hematíes provocando su destrucción. Son las llamadas *anemias hemolíticas* (*hemo,* «sangre», *lisis,* «destrucción»), que también se presentan en los casos de transfusiones con grupos sanguíneos incompatibles. En este caso la médula ósea sigue funcionando con normalidad, ya que los hematíes se destruyen una vez formados.

Diversos tóxicos y algunos medicamentos como el cloramfenicol se han visto implicados en una grave afectación de la sangre llamada *anemia aplásica,* en la que además de alterarse la producción de glóbulos rojos se ve también afectada la síntesis de los glóbulos blancos o leucocitos y las plaquetas.

La talasemia es una enfermedad de la sangre de carácter hereditario, muy frecuente en el área mediterránea y que se manifiesta en forma de anemia. Su base patológica es consecuencia de una anomalía en la estructura de la hemoglobina, que es la proteína que confiere el color rojo a los hematíes. En las formas más graves el único tratamiento útil es la administración de transfusiones frecuentes para mantener un adecuado nivel de hemoglobina. La anemia de los hematíes falciformes (en forma de hoz) se debe también a una consecuencia de otra alteración de la molécula de hemoglobina. Patrimonio casi exclusivo de la raza negra, es siempre hereditaria y la única solución consiste en administrar sangre en las crisis agudas. Curiosamente, el *rasgo falciforme* se comporta como protector del paludismo y ello sería la razón que explicaría la alta incidencia de esta peculiaridad genética en dicha raza.

Como puede apreciarse, las vitaminas tienen escaso protagonismo en el tratamiento de las anemias, si exceptuamos las que puedan ser subsidiarias de la administración de B_{12} y ácido fólico, ya que en estos casos ésta es la única terapia posible. No obstante, debemos señalar que recientes investigaciones recomiendan también administrar vitamina C cuando existe falta de hierro, ya que parece ser que ésta favorece la absorción de dicho mineral por el aparato digestivo.

Las leucemias son incurables

La *leucemia* es una enfermedad hematológica que popularmente se conoce como «cáncer en la sangre» y puede afectar tanto a la médula ósea como al sistema linfático. Cuando la alteración se produce en dicha médula se denominan *leucemias mieloides* o *mielocíticas,* y *leucemias linfoides* cuando el origen del proceso está en los linfocitos. Aunque esta enfermedad es una de las más graves que pueden padecerse, los últimos avances en el diagnóstico y el tratamiento han abierto una puerta esperanzadora a los pacientes afectados, y son ya numerosos los casos de curación definitiva que en los últimos años se han producido. A la hora de valorar la gravedad de una leucemia no se puede generalizar; son más graves las agudas que las crónicas y en lo que respecta al tipo de células afectadas, podemos afirmar que las linfoides tienen mucho mejor pronóstico que las mieloides, aunque en la actualidad los resultados obtenidos han incrementado de forma notable la supervivencia incluso de los casos más graves. Por consiguiente, no se debe perder la esperanza de curar cualquier leucemia, pues cada día son más los centros especializados que alcanzan notables éxitos terapéuticos.

El tratamiento está dirigido a eliminar los glóbulos blancos con el fin de hacer desaparecer también las células leucémicas. Esto se realiza mediante lo que se denomina *quimioterapia,* que no es más que introducir en el organismo enfermo diversas drogas que actúan como auténticos venenos celulares. Una vez borrados estos elementos, la médula puede volver a fabricar leucocitos normales. La otra posibilidad es utilizar radiaciones que impidan la reproducción celular; es lo que se conoce como *radioterapia.* Se sabe que determinadas dosis de radiación consiguen eliminar las células cancerosas conservando indemnes las sanas.

Uno de los aspectos más importantes del tratamiento antileucémico es el control de las infecciones; téngase en cuenta que la terapia empleada mata los glóbulos blancos, es decir, las células encargadas de la defensa del organismo. Por este motivo se precisa un cuidado exquisito en el tratamiento de estos pacientes en cuanto a la asepsia se refiere, siendo necesario, por tanto, un personal médico y auxiliar altamente cualificado. Por último, hemos de señalar que el trasplante de médula ósea está consiguiendo cotas de curación impensables hasta hace muy poco tiempo, y que en España existe ya una dilatada experiencia comparable a la de cualquier otro país de nuestro entorno social y económico.

X. LA VISTA ES LA QUE TRABAJA

Los ojos son el cuerpo de la luz.

LA BIBLIA

LO MEJOR PARA LOS OJOS ES LA MANZANILLA

No hay evidencias científicas referentes a las propiedades terapéuticas que la manzanilla pueda tener cuando se aplica en los ojos en forma de infusión. Lo realmente útil de esta costumbre es el efecto de lavado sobre la conjuntiva, pues sirve para eliminar las secreciones purulentas de las conjuntivitis infecciosas. No obstante, hay que resaltar que si la afectación ocular tiene su origen en un proceso alérgico al polen, esta maniobra, en principio inocua, puede provocar un empeoramiento del cuadro, ya que la camomila pertenece a la familia de las *Compositae* o *Asteraceae,* al igual que la artemisia y la ambrosia. Dado que entre estas plantas existe similitud botánica, los pacientes alérgicos al polen de las mismas deben evitar la aplicación de infusiones de manzanilla en los ojos, pues de lo contrario es posible que desarrollen reacciones indeseables.

EN LOS ORZUELOS SE DEBE APLICAR UNA LLAVE O UNA MONEDA SOBRE LOS PÁRPADOS

El *orzuelo* es la lesión producida por la inflamación supurada de unas glándulas localizadas en la zona más externa del párpado llamadas glándulas de Zeiss. El germen responsable de esta infección es habitualmente el estafilococo dorado, y con frecuencia se puede observar la presencia de una pestaña, cuya base está inflamada, en el centro del orzuelo. En otros casos la infección se localiza en unas glándulas más internas llamadas de Meibomio y cursa con una sintomatología más molesta, siendo muy frecuente la presencia de pus en forma de un punto amarillo brillante, que se visualiza a través de la conjuntiva cuando se levanta el párpado. Si se cronifica se produce lo que conocemos con el nombre de *chalazión,* que tiene un comportamiento tórpido y que se presenta en forma de brotes. En todo paciente con orzuelos de repetición hay que descartar la presencia de algunas enfermedades como la diabetes mellitus u otras patologías debilitantes.

El tratamiento se debe realizar con compresas de agua caliente y pomadas de antibióticos al uso. Si el cuadro clínico es muy intenso, habrá que administrar además antimicrobianos por vía general. El chalazión, en cambio, debe abrirse y rasparse totalmente.

La costumbre existente en algunas zonas de comprimir con un objeto metálico estas lesiones, sólo sirve para diseminar la infección y contagiar las zonas vecinas, y no existe ninguna base científica para realizar esta maniobra.

LAS VITAMINAS SIEMPRE FORTALECEN LA VISTA

No existe ningún tratamiento vitamínico que sea capaz de incrementar la agudeza visual. Los defectos de refracción no pueden modificarse con vitaminoterapia, y deben ser tratados por el especialista, que indicará en cada caso cuál es la mejor terapia correctora. Asimismo, las enfermedades oculares más graves o consecuentes a una patología sistémica deben ser valoradas en su conjunto, ya que la afectación visual puede ser un síntoma más de la enfermedad y no la enfermedad en sí. Un síntoma ocular que sí requiere tratamiento vitamínico es la hemeralopía (*ceguera nocturna*) cuando está originada por una hipovitaminosis. Con frecuencia se acompaña de lesiones corneales por disminución de la secreción lacrimal (*xeroftalmia*), así como de una especial sensibilidad a las infecciones. Es un proceso excepcional en nuestro medio, aunque en regiones deprimidas económicamente llega a considerarse un motivo importante de ceguera. El tratamiento en este caso es administrar lo antes posible la dosis necesaria de vitamina A. Recordemos también la epidemia de ceguera que han padecido en los últimos años los habitantes de Cuba, debido a la deficiencia de vitamina B en su alimentación, que originó la aparición de neuritis óptica (inflamación del nervio óptico).

XI. LA PIEL. NUESTRA MEJOR CAMISETA

Lo que hay de más profundo en el hombre, es la piel.

PAUL VALÉRY

CORTAR EL PELO CON FRECUENCIA HACE QUE CREZCA CON MÁS FUERZA

Desde tiempos inmemorables el hombre ha intentado poner freno a la caída del cabello, por motivos puramente estéticos. A lo largo de la historia una buena cabellera ha tenido gran importancia tanto en el terreno social como en el personal.

El pelo, al igual que el resto de los órganos y tejidos de nuestra persona, sufre un proceso de envejecimiento con el paso del tiempo. Cada pelo suele crecer de manera continua durante aproximadamente tres años (período de «anagen»), entrando luego en una fase corta de reposo o inactividad (período de «catagen») de dos a tres semanas de duración, para ser reemplazado posteriormente por un nuevo elemento capilar que crece por debajo de la raíz. Si partimos de que la vida de cualquier individuo se inicia con una dotación de unos 100.000 a 150.000 folículos pilosos, llegaremos a la estimación de que cualquier persona sufre la caída de 100 o 150 pelos diarios. El cabello muerto, que está programado para caerse, se mantiene implantado en su ubicación original hasta que es empujado por el nuevo tallo capilar que se está formando debajo de él. La fase de eliminación (período de «telogen»), que concluirá con el desprendimiento del pelo correspondiente, se prolonga durante dos o tres meses. El pelo es el tejido de nuestro organismo que crece con mayor rapidez, mostrando una proliferación de 1 a 2 centímetros por mes, que corresponde a un ritmo de crecimiento de 0,3 a 0,4 milímetros diarios. Cada folículo piloso, una especie de nicho tubular que partiendo de la superficie de la piel (epidermis) penetra hasta las capas profundas del estrato subyacente (dermis), alberga la raíz de un solo pelo. La parte visible de los cabellos, que se denomina tallo, es la que podemos llegar a seccionar con una navaja o tijera. Pero al efectuar un corte del cabello no lograremos que su grosor se incremente, ya que para obtener dicho efecto habría que aumentar en realidad el número de folículos pilosos.

La costumbre de practicar el rapado del cabello que se lleva a cabo en determinados estamentos como el militar únicamente obedece a fines meramente higiénicos, para evitar la transmisión de piojos y otras enfermedades parasitarias en condiciones de hacinamiento. Por otra parte, aquellas personas que con frecuencia someten el cuero cabelludo a tintes, permanentes, moldeados, etc., producen un deterioro de las puntas de los cabellos. En ese caso los arreglos frecuentes al acudir a la peluquería, al eliminar las puntas maltratadas, hacen que los pelos aparezcan delgados y rizados. Por el contrario, un buen corte puede hacer que los apéndices pilosos adquieran un aspecto más grueso y abundante, pero en modo alguno se va a acelerar su crecimiento.

Lavarse el cabello con asiduidad favorece su caída

Las primeras caídas importantes del cabello en los varones sobrevienen en presencia de un exceso de secreción grasa y de caspa, observándose el cuero cabelludo recubierto de una película untuosa al tacto y con escamas de color amarillento. Aunque el exceso de grasa no es la principal causa de la calvicie, pudiera desempeñar cierto papel, al haberse demostrado que la excesiva secreción de las glándulas sebáceas que vierten su contenido en el folículo piloso favorecen el crecimiento de ciertos microbios. A su vez, la transformación de algunos componentes del sebo por determinadas bacterias y hongos que anidan en nuestro cabello puede originar irritación e inflamación del cuero cabelludo. Algunos expertos consideran que el empleo muy frecuente de champús que incorporan en su composición determinadas sustancias con fines antisépticos, como sucede con el sulfuro de selenio y el piritionato de zinc, podría agravar la secreción sebácea (*efecto rebote*). Por el contrario, otros dermatólogos no apoyan dicha teoría, ya que se han efectuado mediciones de la cantidad y calidad del sebo en sujetos que se lavan la cabeza dos veces por semana y en aquellos que lo hacen a diario, sin lograr apreciarse diferencias significativas entre ambos grupos. Pero además, la mayoría de los especialistas coinciden al afirmar que es mejor evitar los excesivos depósitos de grasa en el cuero cabelludo.

De cualquier modo, resulta evidente que en la actualidad no existe una solución satisfactoria para el abordaje terapéutico de la calvicie, a excepción del trasplante capilar. En cuanto a la higiene, conviene lavar los cabellos cuando estén sucios, pero no con cualquier producto. Hoy día existen en el mercado farmacéutico champús elaborados a base de sustancias que ejercen una acción específica sobre los microorganismos responsables de la caspa y la seborrea. Si el cosmético de limpieza y acondicionamiento del cabello es adecuado en su composición, el pelo puede lavarse todas las veces que sea necesario con resultados estéticos aceptables. Atrás parecen haber quedado las etapas de la historia en que para efectuar un buen lavado del cuero cabelludo portador de problemas tan comunes como la caspa o el exceso de grasa había que recurrir al empleo de elementos químicos con un olor tan desagradable como el de los alquitranes o el azufre.

El cabello y el cuero cabelludo acumulan una gran variedad de suciedad, que básicamente está constituida por las sustancias oleosas procedentes del sebo, las células muertas de la capa córnea que se desprenden continuamente de nuestra epidermis, así como materias extrañas tan variadas como hidrocarburos procedentes de la polución atmosférica, residuos de los productos que se emplean con fines cosméticos —gominas, geles, lacas, lociones—, etc. Los fabricantes de productos para la limpieza capilar intentan ajustarse a los gustos de la mayoría, por lo cual suelen dotar a sus preparados de una espuma abundante. Dicha característica suele expresarse de una forma constante con independencia de la temperatura, la dureza del agua y la mayor o menor suciedad del cabello, pero en modo alguno es sinónimo de eficacia. El 90 por ciento de los champús, bien sean adquiridos en supermercados, grandes superficies de venta o incluso en farmacias, cumplen su misión de higiene de forma aceptable.

El lavado del cabello es en la actualidad norma habitual de higiene para la mayoría de la población, al igual que sucede con la ducha diaria. Muy remotos contemplamos los tiempos de María Antonieta, cuando las damas lucían largas cabelleras que adornaban con variados detalles. Bajo la enorme maraña de sus cabellos pululaban los piojos, considerados entonces como signo de buena salud, debido a su natural tendencia a alejarse de los enfermos agonizantes pero no de las personas sanas. Hoy en día el lavado del cuero cabelludo puede variar en su frecuencia según el estilo de vida, la polución atmosférica, el grado de práctica deportiva, etc. De cualquier modo, ante la sospecha de que existe una alteración de la calidad o la cantidad de los cabellos de un individuo es preciso ponerse en manos de un dermatólogo experto.

Puede resultar difícil convencer a la persona que se está quedando calva de que el lavado diario del cuero cabelludo no contribuirá en modo alguno a agravar dicho proceso. Baste con explicarle al sujeto en cuestión que el cabello muerto tarda de dos a dos meses y medio en caerse. Y que al observar el desprendimiento de dichos pelos durante el lavado estará contemplando en realidad elementos que perdieron su vitalidad setenta y cinco días antes. Mucho más importante que el lavado con relativa asiduidad es evitar el cepillado enérgico o la aplicación de elevadas temperaturas con aire caliente procedente de los secadores de pelo.

Las preocupaciones favorecen la calvicie

Son diversas las enfermedades capaces de inducir una caída del cabello, si bien en la mayoría de los casos la calvicie predomina en los varones, sin que las causas reales del padecimiento hayan logrado ser desveladas. Es sabido que la proporción de pelos en fase de crecimiento, proliferación o anagen es mayor en la mujer que en el hombre, lo que quizás pueda justificar en parte las diferencias sexuales en lo referente a la calvicie. Y enlazando con lo anterior está la cuestión hormonal, pues parece cierto que tener un exceso de hormona sexual masculina (andrógenos) puede ser responsable de la caída del cabello con una distribución similar tanto para el hombre como para la mujer. Hablaremos entonces de *alopecia androgénica.* Una prueba fehaciente de la dependencia hormonal de la calvicie nos la ofrece el hecho de que algunas mujeres experimenten pérdida de cabello a nivel de la frente cuando está próxima la menopausia, precisamente en la misma región donde empieza a insinuarse la ausencia capilar en los varones durante la adolescencia.

Lo más seguro es que los folículos pilosos de algunas personas se muestren anormalmente sensibles a las concentraciones normales de hormonas masculinas. Aristóteles afirmaba que los niños, las mujeres y los hombres castrados jamás se quedaban calvos. Con la llegada de la pubertad la principal hormona sexual masculina, denominada «testosterona» debido a que se origina a expensas de unas células que forman parte de los testículos («testes»), ve incrementada notablemente su concentración. Por eso los eunucos eran castrados en la antigüedad antes de alcanzar el desarrollo puberal, con lo cual no llegaban a expresar la eclosión de su virilidad.

Conviene hacer un breve comentario sobre el empleo de preparados hormonales en forma de medicamento para intentar corregir el desnivel entre el exceso de hormonas sexuales masculinas (andrógenos) y la concentración de las femeninas (estrógenos, progesterona). Someterse a este tipo de tratamientos son palabras mayores, por lo que en este sentido la persona afectada por un problema de caída capilar jamás deberá ceder a las recomendaciones de esteticistas, peluqueros u otros profesionales afines al mundo de la cosmética y la belleza. Incluso al aplicar directamente en el cuero cabelludo un determinado preparado hormonal, sin necesidad de recurrir a su administración en forma de comprimido, puede haber un exceso de absorción percutánea capaz de alterar el normal funcionamiento de nuestro organismo. Durante los años setenta los médicos comenzaron a observar que muchos de sus colegas cardiólogos calvos habían dejado de serlo. Dichos galenos habían iniciado tratamiento con los comprimidos de un fármaco empleado para disminuir las cifras de presión arterial: el minoxidil. Posteriormente, se demostró que el «efecto crecepelo» de dicho medicamento se mantenía si su aplicación se efectuaba directamente a modo de loción sobre el cuero cabelludo. Ello evitaba además la proliferación del cabello en áreas no deseadas como la frente, la nariz, las orejas y el cuello. El empleo de minoxidil para uso tópico sigue de plena actualidad, pero para mantener su eficacia, el usuario no deberá abandonar el tratamiento de por vida, aun cuando su coste es bastante elevado.

La afirmación gratuita de atribuir de forma exclusiva la calvicie de una determinada persona a un exceso de estrés, preocupaciones o tensión emocional no parece tener unas bases científicas mínimamente verosímiles. Existen variaciones fisiológicas en el ritmo de crecimiento del cabello que inciden en personas sin ninguna enfermedad aparente. Es lo que sucede en las mujeres durante los meses que siguen al momento del parto, pues en dicha etapa la caída del cabello se debe a que es posible que hasta un 30 por ciento de pelos entren en fase de telogen. Algo similar puede ocurrir en el período que se abre tras el padecimiento de una enfermedad febril prolongada, determinados procesos orgánicos debilitantes, la práctica de una intervención quirúrgica o el empleo de ciertos fármacos. Por tanto, el sobreesfuerzo psicofísico a que se somete nuestro organismo por motivos diversos puede condicionar en parte el desarrollo de la calvicie. Pero de ahí a llegar a asociar la caída capilar a los trastornos emocionales como único factor causal va un largo trecho.

En cuanto a la estacionalidad, es habitual que en determinadas épocas del año, como sucede en otoño y primavera, la pérdida de cabellos sea más ostensible en todos los sujetos sanos. Por ello, resulta de gran importancia obtener un diagnóstico preciso de si la caída capilar que aparece en un determinado momento de la vida de un individuo es un fenómeno pasajero, una condición fisiológica propia de ciertos meses o, por el contrario, estamos ante el inicio de una alteración irreversible (*alopecia*). Para ello resulta obligado acudir a un especialista en dermatología, huyendo de la costumbre que ponen en práctica muchas personas de visitar en primer lugar institutos de cosmética capilar, que intentan captar un gran número de clientes mediante promesas irreales de tratamiento a través de sus atractivas campañas publicitarias.

LAS CREMAS DE BELLEZA HIDRATAN Y NUTREN LA PIEL

La hidratación cutánea es el grado de humedad de la piel, el cual viene determinado por la cantidad de agua que retiene la capa más superficial de la epidermis (estrato córneo). El denominado por los dermatólogos *manto ácido-graso* es una capa formada por la grasa segregada por las glándulas sebáceas y las células muertas del estrato córneo epidérmico. Precisamente, una de las principales funciones de dicho cosmético natural es evitar la deshidratación cutánea, al actuar como un eficaz elemento aislante que impide la evaporación del agua depositada en la superficie cutánea.

El recubrimiento graso protege nuestra piel desde la vida intrauterina, incrementándose de forma significativa la producción de sebo en el último trimestre de la gestación. Así, los bebés recién nacidos están dotados de un recubrimiento oleoso a nivel de su superficie cutánea, indefensa ante el mundo exterior en los primeros días de vida. A partir del segundo o tercer día dicha capa se desprende de manera espontánea, por lo que conviene iniciar la aplicación de cremas protectoras.

Todas las cremas de belleza contienen dos principios fundamentales: agua y grasa. Según predomine uno u otro los expertos en cosmética denominan de manera distinta a sus productos, pero de cara a mantener la hidratación, cuanta más grasa posea una crema mayor será su efectividad. Este es el caso de las llamadas «cremas de noche», que confieren a la piel un aspecto demasiado grasiento, razón por la cual las personas que las emplean se las aplican generalmente sólo antes de dormir. Por el contrario, cuando en la composición de una crema predomina la proporción de agua respecto a la grasa, se suele añadir a la misma el adjetivo de hidratante o crema de día.

En numerosas ocasiones los envases de los cosméticos exhiben entre las características descriptivas de sus propiedades el término *emoliente.* Con ello se quiere llamar la atención de que determinadas cremas pretenden frenar la pérdida insensible de humedad del estrato córneo que ocurre por evaporación en nuestra piel, al formar una envoltura grasa protectora sobre la epidermis. En realidad, éste es el único efecto que ejerce cualquier crema hidratante, al ser capaz de actuar en exclusiva sobre la más superficial de las capas que constituyen la epidermis. Algo parecido sucede con las denominadas *cremas nutritivas,* nombre que aplican los cosmetólogos a las emulsiones dotadas de un elevado contenido graso, atribuyendo en ocasiones a este tipo de preparados características tan ilusorias como «capaz de aportar a las células epidérmicas durante el descanso nocturno sustancias que favorezcan su normal metabolismo».

Con independencia de atractivas y poderosas campañas de marketing y de sus «innumerables bondades», lo que sí parece cierto es que las cremas recomendadas por los expertos en cosmética disminuyen la pérdida del líquido elemento a través de la epidermis, al ejercer muchas de ellas un marcado «efecto oclusivo». A partir de ahora deberemos fijar en nuestra mente la idea de que la capa más superficial de la epidermis (córnea) es impermeable al paso de cremas y otros cosméticos, aunque existen algunas sustancias químicas capaces de favorecer la penetrabilidad de dicha barrera.

Es malo operar los lunares

En la actualidad se calcula que uno de cada tres cánceres diagnosticados en Estados Unidos durante el presente año afectará a la piel, pero por suerte la mayoría de estos tumores pueden prevenirse mediante una adecuada protección solar. El pronóstico del cáncer de piel está en relación directa con la precocidad de su detección y con el tipo de tumor, siendo el más grave de todos ellos por su tendencia a diseminarse por otros órganos y tejidos (metástasis), el llamado *melanoma maligno.* Su nombre hace alusión a la *melanina,* un pigmento que se encuentra en la piel de los seres humanos para defendernos de la acción nociva de los rayos solares. Téngase en cuenta que, a diferencia de los animales, el hombre no posee plumas ni escamas protectoras sobre su tegumento. Precisamente el temible *melanoma* puede desarrollarse como consecuencia de la degeneración de una lesión tan común de la piel como son los lunares, pues al fin y a la postre son acúmulos benignos de melanina. Por ello, resulta indispensable consultar con el médico cuando un lunar, mancha o lesión cutánea aumente de tamaño, cambie de color o de forma y siempre que produzca algún tipo de molestia, como dolor, picor, sangrado, ulceración, aparición de manchas similares en los alrededores, etc. A fin de poder recordar de una manera mnemotécnica dichos cambios, existe la llamada «regla ABCD»:

— Asimetría: con frecuencia los melanomas tienen forma y color desiguales.
— Bordes: escotados o mellados, en lugar de lisos.
— Color: mezclas de tostado, marrón, negro...
— Dimensión: mayor de un centímetro.

Los expertos recomiendan que aquellos lunares que por su localización sean inaccesibles a la visión de la persona que los posee (cuero cabelludo, región genital, boca, etc.) deben ser extirpados, para evitar su transformación maligna.

Según reza el aforismo popular: «Más vale prevenir que curar.» Pero al margen de recomendar el uso habitual por parte de todos los individuos de filtros solares con un alto índice o factor de protección, incluso en días nublados, así como la necesidad de evitar la utilización de lámparas solares de rayos UVA en salas de bronceado (favorecen el envejecimiento precoz de la piel), es fundamental acudir lo antes posible al dermatólogo cuando aparece una lesión sospechosa. Téngase en cuenta que la cirugía es muy eficaz en las fases iniciales de los tumores malignos cutáneos, y que, sin embargo, los resultados se reducen de forma considerable cuando el proceso se halla avanzado. El temor que sienten algunas personas de cara a someterse al tratamiento de determinadas lesiones cutáneas precancerosas o ya propiamente malignas, por el miedo infundado a que otros tumores de similares características puedan desarrollarse en zonas más alejadas, únicamente tiene su punto de partida en la ignorancia. Hoy en día la mayoría de los cánceres de piel que se diagnostican y tratan a tiempo obtienen la curación sin recidivas en un alto porcentaje de casos. En caso de duda, el retraso en acudir al dermatólogo puede acarrear importantes complicaciones.

La urticaria siempre se debe a una intoxicación

El dermatólogo inglés Thomas Masterman Winterbottom (1766-1859) padecía erupción de habones, náuseas, fatiga y sensación de calor al comer almendras dulces. Se lo comunicó a su amigo Robert Willam (1757-1812), que en 1798 se expresaba en estos términos:

> «La primera vez, aun después de no haber comido una cantidad excesiva de almendras, sufrió

náuseas, molestias y presión en el estómago e intestinos, gran desasosiego y una sensación progresiva de calor. Estos ataques fueron seguidos pronto de una hinchazón adematosa en la cara. Experimentó además una comezón desagradable en el cuello, que provocó tos molesta y la contracción de las fauces, con la amenaza de asfixia. También la lengua se hinchó y se volvió más rígida, lo que sólo le permitía hablar despacio y balbuceando.»

En 1808, Willam publicó una monografía sobre enfermedades cutáneas, describiendo varios casos similares y denominando *urticaria* a la aparición sobre la piel de unas lesiones sobreelevadas llamadas «ronchas» o «habones». El nuevo vocablo adoptado por dicho galeno se debió a que halló un gran parecido entre las referidas eflorescencias de la piel y las resultantes del contacto ocasional con las ortigas, pues en latín la denominación de dicha planta es *urtica urens.*

Algunos pacientes que padecen urticaria suelen creer que la erupción es consecuencia de que su «sangre se ha intoxicado», cuando en realidad un porcentaje de casos tan elevados como el 90 por ciento no responde a una causa concreta, por lo que los dermatólogos y alergólogos establecen el diagnóstico de «esencial o idiopática». Pero el sujeto que padece urticaria tiende a intuir que algún agente externo a su organismo es la causa de dicha afección, aunque no exista una clara sospecha de que un determinado alimento, aditivo alimentario o medicamento haya podido poner en marcha la reacción inflamatoria.

Al tener la convicción el enfermo de que lo más importante es «depurar su organismo», suele recurrir a beber algunos vasos de leche, con lo cual algunos pacientes aseguran al acudir a nuestras consultas que logran superar el episodio urticarial. Desconocemos la base científica de este tipo de actuaciones, puesto que ante la aparición de forma súbita de ronchas en nuestra piel lo indicado es utilizar antihistamínicos. En el pasado algunos de nuestros colegas recomendaban la administración de preparados de calcio por vía intravenosa, para hacer frente al episodio agudo de urticaria, atribuyendo a dicho mineral una acción frenadora de la permeabilidad vascular y en consecuencia una disminución del acúmulo de líquido extracelular en nivel cutáneo. Hoy en día esta modalidad terapéutica se ha abandonado, pero parece persistir en la mente de algunos sujetos la idea de que el calcio contenido en un vaso de leche puede ser muy efectivo.

El sol cicatriza las heridas

La cicatrización es un proceso normal de reparación de las heridas, en función del cual unas células presentes en la piel denominadas *fibroblastos* fabrican un tipo especial de proteína denominada *colágeno,* que a modo de pequeñas fibras consigue rellenar la consiguiente pérdida de sustancia. Un exceso en la producción del referido tejido fibroso puede conducir a la aparición de una cicatriz anómala, habitualmente de color rosa intenso o rojo, que en ocasiones invade los tejidos sanos de la vecindad y produce picor y dolor. Es lo que en términos dermatológicos se conoce como «queloide», afección que está considerada como uno de los cuadros de más difícil tratamiento por los dermatólogos, incluso en manos expertas.

El colágeno confiere a la piel su normal flexibilidad y firmeza, siendo a la vez el responsable del proceso de cicatrización que se pone en marcha tras la práctica quirúrgica. Dicho fenómeno es complejo y prolongado, y la cicatriz tiende a adoptar en algunos casos su configuración definitiva hacia las cuarenta semanas después del traumatismo o incisión. Inicialmente, la mayoría de las cicatrices que resultan del acto quirúrgico adquieren un aspecto rojizo y antiestético, que va mejorando a medida que maduran. Transcurrido un tiempo, que habitualmente llega a ser de un año, la cicatriz es fina y adopta un color similar al del resto de la piel. Téngase en cuenta que cada persona cicatriza a su manera.

A continuación daremos una explicación de por qué la radiación solar puede complicar el proceso de cicatrización. Dentro de la radiación solar podemos diferenciar tres tipos de ultravioleta (UV): A, B y C. Gracias a la capa de ozono presente en la estratosfera los UVC sólo alcanzan la superficie terrestre en mínima proporción en la alta montaña. Asimismo, el ozono logra que tan sólo el 10 por ciento de los UVB lleguen a la Tierra, pero a su vez la mayor parte de esta radiación es absorbida por la capa más superficial de la epidermis. Sin embargo, los UVA, que tanto se prodigan en los salones de belleza y gabinetes de cosmética, llegan en gran cantidad a nuestro planeta. Por su gran poder de penetración son capaces de desorganizar la dermis, causando daños irreparables en las fibras de colágeno y de elastina; dichas fibras son las responsables de mantener la frescura y el aspecto terso de la piel. Por ello no debemos alterar la función de las células productoras de fibras de colágeno, los llamados fibroblastos, ni la textura de aquéllas con la exposición solar reiterada.

Debido a los cambios celulares prolongados que se producen en las cicatrices posquirúrgicas, no convendrá alterar este proceso natural de reparación de la piel. Téngase en cuenta a este respecto que las cicatrices poseen menor cantidad de melanina, por lo que se hallan más desprotegidas frente a la acción de los rayos solares.

Debajo de la sombrilla no puede quemarse la piel

Como advertíamos con anterioridad, el incremento en la producción de melanina es un mecanismo de autodefensa de que dispone nuestro organismo para protegerse de la acción quemante de los rayos ultravioletas que emanan del Sol. Ese filtro solar natural se encuentra depositado en la capa más baja de la epidermis, tardando unos tres días en desplazarse hacia la superficie cutánea cuando se inicia la exposición a la radiación ultravioleta. Por ello, en los primeros días de playa habrá que extremar las precauciones, puesto que la piel se encuentra aún muy indefensa. Será conveniente permanecer a la sombra el mayor tiempo posible, utilizando gorra, sombrero o ropa que proteja de los rayos solares, extremando sobre todo nuestra vigilancia entre las diez de la mañana y las cuatro de la tarde. En dicho horario el Sol está más alto, sus rayos tienen mayor intensidad y la capacidad de filtración de la capa de ozono es menor.

El mayor conocimiento sobre los efectos nocivos del «astro rey» ha ido cambiando la actitud de la sociedad en este sentido, que se va concienciando paulatinamente de los riesgos de adquirir un «saludable» tono tostado, como aquel que a mediados de los años veinte puso de moda Coco Chanel al regresar de un crucero. La alarma existe, pues no en vano cada año se producen más de medio millón de casos de cáncer de piel en Estados Unidos. El ansia por conseguir un moreno envidiable cada año, con motivo de la llegada de las vacaciones de verano, está entrando en desuso por los riesgos que conlleva.

Resulta totalmente erróneo pensar que en días nublados o bajo la protección de una sombrilla playera el sol no ejerce sus acciones nocivas. Aun cuando el cielo esté cubierto por una capa de nubes, entre un 60 y un 80 por ciento de los rayos ultravioleta atravesarán dicha barrera. Al situarnos en la playa debajo de una sombrilla quedaremos resguardados de la acción directa de los rayos solares, pero, una vez que éstos contactan con la arena, se reflejarán, logrando contribuir a nuestro bronceado al esparcirse por el aire y alcanzar nuestra epidermis. Tanto la arena de la playa como la nieve y el asfalto son capaces de reflejar un porcentaje significativo de los rayos solares que inciden sobre su superficie.

El acné empeora con el chocolate y los embutidos

El acné vulgar, así denominado porque afecta a un 80 por ciento de la población en algún momento de su vida, es una de las afecciones cutáneas más frecuentes. Está ligado a un aumento en la producción de la principal hormona sexual masculina, la denominada testosterona, capaz de producir un exceso de grasa por parte de las glándulas sebáceas que se localizan en la piel. Dichas estructuras son las encargadas de segregar el sebo, sustancia semilíquida que lubrifica la superficie del cuerpo y mantiene tersa la piel. Tanto las hembras como los varones generan testosterona, pero son los hombres quienes poseen una mayor cuantía de la misma y por ello los casos severos de acné afectan con una frecuencia superior a los chicos durante la adolescencia.

En realidad, se desconoce la causa última que ocasiona el mal funcionamiento de las glándulas sebáceas, cuya secreción es vertida a los folículos pilosos, pues incluso en ausencia de niveles sanguíneos excesivos de testosterona es posible que surja el acné. En ocasiones, lo que sucede es que las células epidérmicas generan demasiada queratina, una proteína de la piel que puede taponar el conducto que comunica las glándulas sebáceas con los folículos pilosos («canal pilosebáceo»). El desarrollo en el interior del folículo de ciertos gérmenes que forman parte de la flora bacteriana normal presente en la superficie cutánea complica más el proceso al infectar secundariamente las lesiones, transformando los «puntos negros» y los quistes blanquecinos en pequeños acúmulos de pus (pústulas).

Pero al margen de una serie de factores peculiares de cada paciente que padece acné, diversas situaciones e influjos externos al propio individuo pueden desempeñar cierto papel en su cronicidad y empeoramiento. Destacan entre ellos las situaciones de estrés emocional, que repercuten en nuestro funcionamiento hormonal, el uso de jabones o cosméticos con propiedades irritantes, la exposición al frío del medio ambiente, la polución atmosférica, etc.

Atribuir el agravamiento de las manifestaciones cutáneas del acné al consumo en exceso de determinados alimentos no deja de ser una afirmación gratuita, desprovista de una base científica firme. La mayoría de los dermatólogos está de acuerdo en que el paciente con acné debe mantener una dieta equilibrada, como cualquier persona sana, pero sin necesidad de recurrir a prohibirle la ingestión de alimentos con un elevado contenido en grasas.

El cacao, planta clasificada por el naturalista Linneo dentro del género *theobroma* (alimento de los dioses), da origen a uno de los alimentos cuyo consumo se halla más extendido: el chocolate. Si bien en el pasado dicho nutriente figuraba entre los elementos a excluir de las dietas que los médicos prescribían a los pacientes con acné, no está probado que su consumo excesivo pueda favorecer el desarrollo de una enfermedad dermatológica tan común. Puede darse el caso de que un paciente en particular experimente un recrudecimiento de su trastorno cutáneo al ingerir chocolate, pero dicha situación es siempre la excepción en el caso de un proceso tan multifactorial como el acné. Como en otras muchas parcelas de la Medicina se impone la moderación y el sentido común, pues hasta los más profanos saben que por su contenido en vitaminas las frutas y las verduras resultan muy beneficiosas para la piel. Pero de ahí hasta imponer restricciones dietéticas exageradas va un amplio trecho. Aunque ciertos especialistas opinan que la ausencia de acné en los países más desfavorecidos se debe a una dieta rica en fibra y pobre en azúcares refinados, lo que sucede en realidad es que la desnutrición disminuye la producción de hormonas sexuales.

Incluso la mejor medicación que se le pueda prescribir a un sujeto que padece acné tendrá una efectividad limitada, si no se acompaña de una adecuada higiene cutánea con los geles y jabones más idóneos.

XII. LA NEUROLOGIA ES COSA DE NERVIOS

Lo malo es estar enfermo una sola vez; el que lo está con frecuencia se convierte en médico de sí mismo.

PROVERBIO

EL FÓSFORO ES BUENO PARA LA MEMORIA

Muchos de nuestros antepasados creían que la ingestión de pescado con bastante asiduidad favorecía el desarrollo de la inteligencia por su contenido en fósforos y en yodo. En efecto, los alimentos marinos son ricos en compuestos yodados, a su vez utilizados por una glándula situada en la región anterior del cuello (tiroides) para fabricar unas hormonas de importancia vital denominadas T3 y T4 (hormonas tiroideas). Cuando una persona padece una enfermedad tiroidea puede llegar a desarrollar un gran enlentecimiento de las funciones intelectuales, expresándose de una forma extremadamente pausada y mostrando una clara dificultad para concentrarse, recordar hechos pasados y pensar con su agilidad habitual. No en vano al *hipotiroidismo congénito,* del que son portadores algunos bebés por condicionamiento genético, se le denomina *cretinismo.*

Algunos investigadores han llegado a afirmar que el pescado es la «comida del cerebro», de acuerdo al hecho de que comer muchas proteínas, pocas grasas y nada de hidratos de carbono incrementa el estado de alerta, ya que proporciona al cerebro los aminoácidos que necesita para contribuir a mantener la atención. En efecto, las neuronas o células cerebrales se comunican entre sí por medio de unas sustancias químicas especializadas denominadas *neurotransmisores,* cuyos precursores suelen ser aminoácidos, es decir, los integrantes más elementales de las proteínas que conforman nuestro organismo. La *tiroxina,* a partir de la cual se forman las hormonas tiroideas y ciertos neurotransmisores, se halla presente en alimentos ricos en proteínas. Sin embargo, otros expertos defienden el papel de algunos ácidos grasos presentes en los aceites vegetales, para asegurar una adecuada transmisión de impulsos nerviosos entre las neuronas que conforman nuestro cerebro. Por ello en los últimos años se ha hecho mucho hincapié en la diferenciación entre *grasas buenas* y *grasas malas.*

Algunos expertos defienden que una alimentación rica en nutrientes con fósforo, como la lecitina que se halla presente en la yema del huevo, puede ayudar a recobrar la memoria. Vale la pena reproducir aquí la opinión de un gran experto en nutrición ya desaparecido, el profesor Grande Covián, que en su libro *Nutrición y salud* afirmaba: «El fósforo se encuentra presente en casi todos los alimentos habituales y la deficiencia dietética de fósforo es un fenómeno prácticamente desconocido en el hombre.» Bastaría, pues, con seguir una alimentación variada para tener cubiertas nuestras necesidades orgánicas de fósforo. Hoy en día la preocupación por los trastornos de la memoria es grande, ya que en algunos países occidentales la enfermedad de Alzheimer ha llegado a figurar como cuarta causa de mortalidad, pues afecta a más de veinte millones de personas en todo el mundo, estimándose que en los próximos años su prevalencia alcanzará el 10 por ciento en personas mayores de sesenta y cinco años. Pocos progresos terapéuticos se han conseguido desde que en 1907 el neurólogo alemán Alois Alzheimer descubriera en el cerebro de una mujer de cincuenta y un años, con síntomas de deterioro intelectual progresivo, lesiones características de la enfermedad que lleva su nombre. Se han descrito diversas alteraciones de las sustancias químicas cerebrales que intervienen en la transmisión de los impulsos nerviosos, denominadas neurotransmisores, como sucede con el déficit de acetilcolina. A fin de restaurar la función colinérgica se han empleado diversos derivados de la sustancia que intercomunica las neuronas entre sí (acetilcolina), sin claras mejorías. Algunos datos parecían indicar que podía existir una aparente mejoría al asociar la tacrina, una sustancia que frena la destrucción de la acetilcolina, con la lecitina. En la actualidad se están evaluando los resultados y los posibles efectos adversos.

Muchas personas que creen tener problemas con la memoria lo que padecen en realidad es una falta de concentración. El estrés y el agotamiento pueden desviar nuestra atención en este sentido, por lo que resultaría excesivamente banal pretender mejorar la memoria poniendo en práctica una determinada dieta, cuando en realidad lo más probable es que sean otros factores ajenos a nuestro hábito alimentario los responsables de la situación. Téngase en cuenta en relación con este asunto que trastornos tan comunes como la depresión y la ansiedad pueden contribuir a que una persona se despiste y no logre recordar ciertos hechos. Resulta llamativo en este sentido que en los últimos años, en los que tanto se ha dicho y se ha escrito sobre los riesgos de las grasas para la salud de órganos tan nobles como el corazón y el cerebro, algunos estudios hayan logrado encontrar cierta relación entre los niveles bajos de colesterol y el riesgo de padecer depresión.

Intentar mejorar nuestras funciones cognitivas o combatir el agotamiento y el estrés mediante suplementos vitamínicos o el aporte de minerales concretos como el fósforo, siempre y cuando mantengamos una dieta que aporte las proporciones adecuadas de elementos esenciales, es una actitud que carece de bases científicas que puedan avalarla.

Los epilépticos suelen ser retrasados mentales

La palabra *epilepsia* deriva del griego y tiene varias acepciones en su significado: «interrupción súbita», «sorpresa», «atrapar fuertemente», «agarrar». Todas ellas hacen alusión a la presentación brusca de un cuadro convulsivo, sin causa aparente. En efecto, las crisis epilépticas están originadas por descargas eléctricas paroxísticas de las neuronas cerebrales, y en la actualidad continúan siendo uno de los trastornos neurológicos más frecuentes. De todas sus manifestaciones las contracciones de todo el cuerpo o convulsiones son las más conocidas. Este tipo de síntomas ya fue descrito por un autor que vivió en los tiempos de Hipócrates, en una obra titulada *Sobre la enfermedad sagrada*: «Las manos pierden fuerza y se vuelven espasmódicas (...) los ojos se desvían (...) por el espumarajo que sale de la boca emanado de los pulmones.» El dramatismo y el carácter sobrecogedor de las crisis epilépticas han hecho que a lo largo de la historia se haya considerado a las personas que las padecían como unos seres extraños o endemoniados. Precisamente fueron los médicos griegos los primeros que se opusieron a la idea de que los epilépticos estuviesen poseídos por espíritus malignos.

La epilepsia, por sí misma, no tiene ninguna relación con el grado de inteligencia. El retraso mental se manifiesta con la misma frecuencia entre los sujetos jóvenes con epilepsia que entre aquellos que nunca la han padecido. Sucede, además, que tanto el término *inteligencia* como el de *retraso mental* se manejan en nuestra vida cotidiana en un sentido que carece habitualmente de concreción. Conviene tener en cuenta que la inteligencia no es algo estático, puesto que la adquisición de conocimientos y el entrenamiento contribuyen a potenciarla. Por otra parte, hoy se reconocen hasta siete tipos de inteligencias: verbal, espacial, perceptiva, psicomotora, etc.

En cuanto al retraso mental, en su contexto caben términos tan peyorativos como *idiota, imbécil* o *débil mental.* Para la Organización Mundial de la Salud, «el retraso mental es un trastorno en el que el desarrollo de la mente es incompleto, por lo que la inteligencia está por debajo de límites normales». A fin de evitar términos tan insultantes como *idiota* o *imbécil* para hacer referencia al retraso mental, lo más aconsejable es hablar de *oligofrenia,* que se puede definir como una detención global de las funciones psíquicas y en particular de la inteligencia.

Puesto que el epiléptico está siempre expuesto a que en un momento dado se produzca una nueva crisis, por regla general, puede no estar capacitado para desempeñar ciertos trabajos de precisión o para el manejo de maquinarias pesadas. Probablemente estas barreras sociales son las que hacen que este tipo de sujetos padezcan más trastornos afectivos, de personalidad o psicóticos que el resto de la población.

En el pasado no sólo se atribuyó el carácter de retrasados mentales a los epilépticos, sino que muchos de ellos fueron recluidos por error en los manicomios. Gracias al médico francés Philippe Pinel y a su colaborador Jean Baptiste Pussin, los enfermos mentales son liberados de sus cadenas durante los disturbios que trajo consigo la Revolución Francesa. Hasta ese momento a los «locos» se les ataba a las paredes de las celdas, que estaban llenas de humedad y carecían de ventilación, y eran tratados con baños de agua fría, vomitivos y purgantes. Recibían, por tanto, un trato como si de animales se tratase.

Cuando durante el parto aparece un sufrimiento fetal, que llega a comprometer la oxigenación del cerebro, la epilepsia puede ser una complicación más. Lo mismo puede suceder en ciertas enfermedades cerebrales que se transmiten con carácter hereditario. Sin embargo, es preciso reiterar que la epilepsia en sí misma no es causa de retraso mental. Sirva como ejemplo muy demostrativo en este aspecto el del escritor ruso Fiodor Dostoievski, una de las glorias mundiales de la literatura, que padeció epilepsia y de hecho reflejó las características de la enfermedad en algunas de sus obras.

XIII. PEDIATRIA. UN NIÑO ENFERMO, UNOS PADRES PREOCUPADOS

Cuando los niños lloran, los padres yerran; la risa de los niños es el reconocimiento de la naturaleza.

GUSTAV SCHLIKEYESEN

«CUANDO MI HIJO SE ACATARRA O TIENE DIARREA, LA CULPA ES DE LOS DIENTES»

Esta afirmación, mantenida y utilizada por algunos padres y madres, aún podemos escucharla en nuestras consultas a diario. En sentido estricto debemos decir que no existe una verdadera patología derivada de la dentición en sí misma. Los argumentos que se barajan referentes a que en esta época de la vida se incrementan las infecciones respiratorias y gastrointestinales no parecen tener mucha base científica. Posiblemente, esta creencia proceda de una observación popular que parecería confirmar estas relaciones. La explicación podría estar en que las molestias derivadas de la aparición de los primeros dientes obligan al niño a llevarse continuamente las manos y otros objetos a la boca, favoreciéndose de esta forma la entrada potencial de diversos gérmenes de tipo vírico o bacteriano, responsables a su vez de procesos infecciosos del aparato respiratorio y digestivo. Un cuadro febril que curse con diarreas, náuseas y vómitos o dolor abdominal debe ser estudiado por el pediatra y en ningún momento echarle la culpa a los dientes. Lo mismo ha de hacerse ante síntomas respiratorios. No obstante, debemos señalar que puede existir una verdadera patología bucodental, pues los dientes de «leche» están sometidos a los mismos riesgos que las piezas definitivas; de hecho, las caries son todavía hallazgos frecuentes en los niños españoles como consecuencia de una deficiente cultura sanitaria, en la que la higiene bucodental puede considerarse como una «cenicienta» del proceso global de salud. Por eso no debemos dejar de insistir en la importancia que tiene adquirir unos hábitos saludables en los primeros años de vida, y que el uso del cepillo lo más pronto posible es la mejor manera de evitar afecciones dentarias y gingivales en el futuro. Numerosas ideas erróneas existen también en torno al momento en que los dientes de leche deben germinar. Frecuentemente, los padres consultan preocupados al pediatra porque a su hijo no le salen los dientes cuando en teoría le correspondería. Señalemos en este sentido que salvo excepciones muy concretas, un retraso en la dentición no se corresponde con patología alguna, existiendo mucha variabilidad familiar en este evento. Puede producirse, sin embargo, un retraso en la erupción de los dientes en el hipotiroidismo, así como en trastornos nutricionales severos. En el raquitismo dicha erupción se retrasa a veces, y pueden aparecer también anomalías en el orden de presentación de las piezas y defectos del esmalte con una mayor tendencia a las caries. De todas formas, ninguno de estos procesos puede diagnosticarse por simples anomalías odontológicas, ya que se necesita una mayor riqueza de síntomas característicos de estas enfermedades.

A UN RECIÉN NACIDO NO SE LE PUEDE DAR AGUA

Muchas personas no iniciadas en las disciplinas médicas desconocen que la mayor parte de nuestro cuerpo es sencillamente agua. El líquido elemento constituye el 65 por ciento del peso corporal de un adulto y entre el 70 al 75 por ciento del niño, distribuyéndose en forma de una exquisita proporción: 5 por ciento sería el plasma sanguíneo, 15 por ciento el líquido que rodea a las células y los tejidos y el 50 por ciento el fluido intracelular. Esto significa que mantener constante esta proporción es vital para conservar un equilibrio hídrico adecuado, y que por tanto los niños son más susceptibles de padecer una deshidratación puesto que precisan mayor cantidad de dicho líquido.

La deshidratación propiamente dicha es una de las situaciones más graves que puede padecer un niño, y muchos los procesos que le conducen a esta eventualidad, sobre todo en el recién nacido. Al contrario de lo que popularmente creen algunas personas, a un bebé hay que darle agua las veces que sean necesarias, y más en las épocas veraniegas o en los estados febriles. En términos generales, puede aceptarse que un niño alimentado con lactancia materna tiene cubiertas sus necesidades hídricas, ya que la concentración de agua y sales está correctamente adaptada a las necesidades infantiles, pero cuando se están empleando leches artificiales pueden cometerse errores de dosificación. Es el momento de recordar que las instrucciones referentes a cómo elaborar los biberones han de seguirse al pie de la letra. Los cazitos serán los que se indiquen, siempre enrasados y sin agitar el recipiente dispensador, ya que con esta maniobra se aporta casi el doble de alimento sólido. Un exceso de soluto diluido en una cantidad fija de agua eleva la concentración peligrosamente. Esta actitud mantenida puede ser el origen de graves deshidrataciones en el lactante; por eso es fundamental asegurar una correcta hidratación mediante el aporte de agua entre horas. Si el niño no tiene sed, será él mismo quien rechace dicha oferta, pero si está deficitario beberá hasta saciarse.

Los bebés gordos son más sanos

La obesidad ha estado asociada a la idea de salud durante largas etapas de la historia de la humanidad. Las grandes epidemias como la peste, el sarampión, la gripe o la tuberculosis atacaban con más virulencia a personas debilitadas y hambrientas y la mortalidad infantil era aceptada como algo irremediable. Por otra parte, las etapas de escasez consecuentes a los desastres naturales fueron tan frecuentes, que la imagen de una persona delgada estigmatizaba socialmente al individuo y le asimilaba a los estamentos económicos más bajos. No resulta extraño entonces que nuestras abuelas todavía identifiquen al niño gordo con salud y prosperidad.

Desde un punto de vista sanitario, la gordura y la salud son situaciones antagónicas; por eso, los pediatras aconsejan a las madres que sus hijos se mantengan en el peso ideal. Pocas personas saben que las lesiones más precoces de arteriosclerosis comienzan a formarse a edades muy tempranas de la vida del individuo y que las obesidades que se adquieren en la infancia son más difíciles de erradicar que las que se presentan en la edad adulta. En la mayoría de los casos los niños gordos son hijos de padres gordos, lo cual podría hacernos pensar que existe un componente hereditario en la obesidad. Sin entrar en profundidades genéticas lo que sí parece demostrado es que los hábitos alimentarios familiares son determinantes en la aparición de la obesidad y que los errores adquiridos en la infancia se mantienen toda la vida. Aprender a comer bien no es excesivamente complicado, particularmente en los niños, cuya educación se forja en estos primeros años de vida que es cuando debemos inculcarles las primeras nociones para fomentar una cultura del «buen comer». Por desgracia, vivimos en la era de las «chucherías» y los niños, desde edades muy tempranas, se atiborran de golosinas y otros artículos que carecen de valor energético adecuado. Destaquemos que estas fruslerías dietéticas poseen gran cantidad de azúcares de absorción rápida, multitud de colorantes y otros aditivos y aceites vegetales de palmiste y coco, tremendamente perjudiciales para el sistema vascular debido al protagonismo que tienen estas grasas de cara a incrementar los niveles de colesterol sanguíneo.

Las vitaminas abren el apetito

Pocos términos médicos han calado tanto en el gran público como el vocablo *vitaminas* (aminas de la vida). Desde que en 1907 el bioquímico británico Hopkins descubriese estos componentes hasta nuestros días, las vitaminas se han venido utilizando a modo de «panacea universal» para tratar numerosas afecciones. En la mayoría de los casos esta fama no se justifica, pues en cualquier dieta normal se ingieren las cantidades suficientes para un correcto funcionamiento del organismo. Hay que recordar, además, que un exceso de las vitaminas llamadas liposolubles (A, K, D, E) puede provocar serias alteraciones hepáticas y renales, y que una administración exagerada de las hidrosolubles (C, B) se eliminará por la orina cuando no se necesiten, es más, particularmente la C puede favorecer en personas predispuestas la formación de cálculos de oxalato cálcico en el riñón. De todas formas existen diferentes etapas en la vida de la persona en las que puede haber determinados estados carenciales que precisen un incremento de estos componentes nutritivos; tal es el caso de los ancianos, los convalecientes de enfermedades crónicas o graves, y en las primeras etapas de la existencia infantil. También en los últimos años, las investigaciones en este campo han demostrado que las llamadas vitaminas antioxidantes como la E, C y A pueden jugar un papel fundamental en la prevención del cáncer y las enfermedades cardiovasculares.

Durante el primer año de vida los pediatras recomiendan un suplemento en forma de preparados llamados *polivitamínicos,* que además contienen minerales y oligoelementos (hierro, magnesio, manganeso, fósforo, etc.), debiendo dedicarle especial atención a la dosis de vitamina D que debe estar perfectamente ajustada por el médico para que no «peque» de exceso o defecto. A partir del año de edad un niño que siga una dieta equilibrada no precisa normalmente suplementos de estas sustancias.

Está muy extendida la idea de que en los estados anoréxicos infantiles sin sustrato patológico de base, las vitaminas en general actúan como estimulantes del apetito, y aunque algunos autores defienden en este sentido la virtud del complejo B, lo cierto es que no está demostrado médicamente que las ganas de comer aumenten por el consumo de complejos vitamínicos. Un abuso indiscriminado basado en esta creencia constituye un despilfarro económico, cuando no un error que puede llegar a ser nocivo para la salud, pues también existen enfermedades causadas por hipervitaminosis. La inapetencia debe ser valorada en su justa medida y en la mayor parte de los niños no existe enfermedad alguna de fondo. Unicamente en situaciones patológicas concretas estarían indicadas las vitaminas, no como fármaco antianorexígeno, sino como tratamiento de un posible estado carencial.

La luz roja es buena para el sarampión

El sarampión es una grave enfermedad vírica que afecta preferentemente a los niños y que en nuestro medio tiene habitualmente un comportamiento benigno. En zonas económicamente deprimidas es una de las causas más importantes de mortalidad infantil. La edad típica de presentación oscila entre uno y seis años y cursa en forma de oleadas epidémicas coincidiendo por regla general con los meses fríos, existiendo un pico de mayor incidencia en el comienzo de la primavera. Los síntomas típicos se inician con una primera fase de tipo catarral, que coincide con afectación de la mucosa ocular (conjuntivitis) y nasal (rinitis). Posteriormente, aparece tos bronca e intensa, fiebre que puede llegar a ser muy elevada, y un signo inequívoco muy precoz consistente en pequeñas manchas blanquecinas en el interior de la boca, a nivel de la mucosa de las mejillas y que se conocen como «manchas de Koplik». La erupción cutánea se manifiesta a los tres o cuatro días de los primeros síntomas, es de color rojizo oscuro y con las manchas ligeramente elevadas. Suele iniciarse detrás de las orejas, extendiéndose después al cuello y la frente, abarcando luego toda la cara y ocasionalmente las extremidades. Asimismo, es muy significativa la descamación que se produce cuando el exantema va desapareciendo. Aunque no es frecuente, el estado de baja inmunidad que deja el virus puede dar lugar a importantes complicaciones entre las que cabe destacar las infecciones bacterianas de oídos (*otitis*) y las broncopulmonares, por lo que ha de prestarse especial atención a la bronquitis sarampionosa, que si no se trata correctamente puede dejar unas lesiones permanentes llamadas *bronquiectasias.* La encefalitis, el accidente más grave que puede provocar este virus, se presenta, por fortuna, en muy pocas ocasiones y es más habitual cuanto mayor es la edad del paciente. No existe tratamiento curativo una vez que la enfermedad se ha instaurado, y sólo puede actuarse para mejorar la sintomatología con antitérmicos para bajar la fiebre y antitusivos para controlar la tos. Los antibióticos deben reservarse para las complicaciones infecciosas bacterianas sobreañadidas. La única forma efectiva de tratar esta enfermedad es mediante la vacunación, que aunque no está totalmente exenta de riesgos, éstos serán mucho más limitados que los derivados de padecer la enfermedad.

No existen remedios «caseros» efectivos para tratar este proceso. Hasta hace muy poco en algunas zonas rurales existía la costumbre de acumular en la habitación del paciente trapos y cortinajes de color rojo, colocando incluso una luz con una tonalidad de este mismo color. Posiblemente, esta costumbre naciese de la sensación subjetiva de mejoría del exantema por parte de quien lo observaba, ya que el contraste entre la erupción eritematosa del paciente y el entorno rojo de la estancia parecería menos ostensible. Otra justificación pudiera ser que la fotofobia (molestias oculares con la luz), tan característica de la conjuntivitis, mejorase al permanecer el enfermo en un ambiente de relativa oscuridad.

XIV. GERIATRIA. LAS COSAS DE LOS MAYORES

Cada edad tiene sus placeres, su razón y sus costumbres.

BOILEAU

«ESAS SON MANÍAS DE VIEJO»

Aunque es indudable que el carácter va cambiando a lo largo de los años, no existe un comportamiento exclusivo de la tercera edad, y los matices de una forma de ser concreta en los ancianos han de ser tan respetables como el de otros sectores de la población más jóvenes. La experiencia, los problemas familiares, económicos y la ausencia de afectividad pueden configurar una forma determinada de conducta, pero que no debería diferenciarse de manera significativa de la del resto de la población. Cuando un anciano adopta una conducta extraña que llama la atención de las personas con las que convive, no hay que conformarse con la típica sentencia «son cosas de viejos», ya que numerosas afecciones de tipo neurológico o psiquiátrico pueden esconderse detrás de estos comportamientos. La depresión es un cuadro clínico característico de ciertas edades, muchas veces motivada por circunstancias psicosociales tales como la marginación, la sensación de inutilidad, el aislamiento del entorno y algunos procesos orgánicos que pueden limitar la actividad física. En ocasiones, este estado es difícil diferenciarlo de algunas demencias seniles, puesto que la forma de presentarse puede ser similar. En términos generales, un cuadro depresivo se caracteriza por un estado anímico disminuido, insomnio o, por el contrario, sueño exagerado, pérdida de interés por los pasatiempos habituales y por el sexo, sentimientos de culpa, cansancio físico, disminución de la capacidad de concentración, amnesia, alteraciones del apetito, agitación o, por el contrario, apatía e ideas de suicidio con tentativa de muerte. Ocurre que este cúmulo de síntomas, o al menos algunos de ellos, es posible encontrarlos en otras enfermedades de tipo neurológico, como las llamadas *demencias preseniles* (Alzheimer, demencias multiinfarto, alteraciones vasculares de otra índole, enfermedad de Parkinson, enfermedad de Pick, corea de Huntington, etc.), así como en las demencias secundarias a enfermedades orgánicas (hipotiroidismo, carencia de ácido fólico, meningitis, tumores cerebrales, etc.). La importancia que tiene estar al tanto de estas vicisitudes es que muchas de estas enfermedades son curables con un tratamiento adecuado, por lo que se impone la consulta médica oportuna, y no contentarse con atribuirlo al irremediable paso del tiempo vivido.

La jalea real y algunos medicamentos rejuvenecen

La jalea real de abejas es un producto descubierto en 1938 en las colmenas, con la que las obreras alimentan a la larva de la futura reina. Esta aparente «singularidad real» ha condicionado a través de la historia multitud de creencias mágicas relativas a supuestas virtudes rejuvenecedoras, y el mismo hecho de que dicha sustancia provoque la aparición de los órganos reproductores de la abeja ha contribuido, sin duda, a mantener tal superstición. Desde un punto de vista objetivo, no hay ni un solo argumento que confirme esta milagrosa propiedad; la miel y la jalea real son unos agradables y sabrosos complementos dietéticos ricos en vitaminas, hidratos de carbono y proteínas que, desgraciadamente, por sí mismos no pueden alargarnos ni un segundo la existencia en este mundo.

Respecto a la posible presencia de medicamentos destinados a retrasar el proceso natural del envejecimiento, hemos de señalar que hasta el momento no hay posibilidad de hacer realidad este «dorado sueño». Desde tiempos remotos, brujos, alquimistas y charlatanes han buscado la fuente de la eterna juventud mediante exóticas combinaciones de plantas, minerales y otras sustancias sin que obviamente hayan conseguido resultado alguno. Hasta la Literatura universal ha recogido en multitud de obras maestras este afán humano de inmortalidad y belleza. Baste recordar cómo Fausto vende su alma a Mefistófeles para conseguir el amor de la bella Margarita.

En los últimos años algunas clínicas y balnearios allende nuestras fronteras, de muy dudosa credibilidad científica, han conseguido, mediante atrayentes campañas publicitarias, pingües beneficios con la creación de supuestos emporios revitalizadores que aunque no asegurasen la plena inmortalidad sí garantizaban al menos un mantenimiento de la juventud. Analizando algunos de los medicamentos que se administraban a estos ingenuos «turistas» pudo demostrarse que el secreto se hallaba en un fármaco tan conocido como la procaína, cuya única virtud terapéutica estriba en servir como anestésico local y que en determinados casos se ha utilizado también como antiarrítmico cardíaco.

No obstante, la comunidad científica mundial está investigando a fondo en todo lo concerniente al fenómeno del envejecimiento, y no es de extrañar que en un futuro no muy lejano los avances de la genética, la inmunología y la terapéutica permitan alcanzar cotas de longevidad impensables en el momento actual. En este aspecto, una hormona llamada *melatonina,* segregada de forma cíclica por la glándula pineal o epífisis, está siendo investigada por diversos centros científicos con la esperanza de que pueda servir para enlentecer el envejecimiento. Otra sustancia procedente en este caso de las glándulas suprarrenales, la DHEA (dehidroepiandrosterona), promete asimismo espectaculares efectos en el ser humano. El tiempo y la ciencia tienen el reto y la palabra.

XV. PROBLEMAS DE MUJERES

La crianza es más poderosa que el pastoreo.

GEORGE ELIOT

COMER HELADOS Y BAÑARSE INTERRUMPEN LA REGLA

La menstruación es una situación fisiológica que aparece en todas las mujeres que se hallan en edad fértil, consistente en la descamación de las células que revisten el interior de la cavidad uterina (endometrio), ante la ausencia de un óvulo fecundado por un espermatozoide al que poder dar cobijo.

Es sabido que el frío ejerce un efecto vasoconstrictor sobre nuestro organismo, con lo cual disminuye el calibre de los vasos y decrece transitoriamente el flujo de sangre a determinados territorios corporales. Basándose en este principio, en algunas culturas se les recomienda a las mujeres que eviten el baño y la natación durante la menstruación, en parte para eludir la acción vasoconstrictora del frío y en parte para que no logre penetrar el agua a través del cuello de la matriz. En teoría, la accesibilidad del cuello uterino debería ser mayor que en otras etapas del ciclo menstrual, por hallarse más abierto el orificio que lo comunica con la vagina. Estableciendo un símil con otra creencia absurda, algunas personas sostienen que no se debe bañar a un recién nacido hasta que el cordón umbilical se le desprenda de manera espontánea, para evitar que el agua penetre en su organismo por dicha vía y pueda ahogarlo. Resulta evidente que este tipo de suposiciones carece de toda base científica. Otro falso mito popular del que son partícipes los integrantes de determinadas culturas consiste en sostener la errónea creencia de que al descender la temperatura corporal de la mujer se puede detener la emisión de sangre menstrual, por lo que aconsejan a las embarazadas que no salgan al exterior en los días de lluvia y que no tomen alimentos fríos.

Sirvan como antecedentes de éstas y otras supersticiones sobre la higiene y las costumbres femeninas la recomendación que hizo Moisés a las mujeres para que se bañasen el séptimo día de la menstruación. Hoy en día los médicos recomendamos efectuar un lavado de las partes más íntimas, preferentemente con agua jabonosa templada, con independencia de los días del ciclo menstrual. Hace ya bastantes años que algunos galenos recomendaban a las mujeres embarazadas que no se lavasen los genitales durante el tiempo que durase la gestación, ante el riesgo de que pudiese aparecer alguna infección. Hoy en día se sabe que, aun en el caso de que pudiera existir una penetración de agua desde la vagina hacia el cuello de la matriz, no existe ningún peligro, ya que la naturaleza ha dotado a dicho cuello de un tapón de moco que le aísla del exterior.

Se recomienda que las madres inculquen a sus hijas un interés por la higiene corporal, sin mitos ni tabúes. Con el fin de disminuir la incidencia de infecciones vaginales, la mujer realizará una limpieza de esta zona de delante hacia atrás a diario, para evitar el paso de gérmenes presentes normalmente en el intestino desde el ano hasta la uretra.

En el embarazo hay que comer por dos

En las últimas décadas se ha producido un adelanto notable en lo referente al embarazo, tanto para las madres como para sus hijos. Las mujeres inician este evento en un mejor estado de salud, reciben una información y atención prenatal más completa, y la sección de maternidad de los hospitales ha sustituido a la mesa de la cocina y a la cama con dosel como lugar para que acontezca el parto.

A lo largo del embarazo existen diversas medidas para que los nueve meses de espera sean más cómodos y saludables, y en consecuencia es posible lograr un parto más fácil que a su vez pueda influir favorablemente en el desarrollo del futuro bebé. Para todas las mujeres gestantes resulta muy importante realizar visitas regulares a un profesional cualificado, que será quien indique la dieta, medicación y medidas de higiene y ejercicio físico a seguir.

Además de una dieta sana y equilibrada para todas las embarazadas conviene efectuar un aporte extra de sales minerales, fundamentalmente calcio y hierro, así como de ciertas vitaminas. En este sentido se ha demostrado que un aporte óptimo de ácido fólico en la gestación puede prevenir graves malformaciones neurológicas y el desarrollo de algunos tipos de anemias. Pero de ahí a pensar que la mujer debe comer el doble de lo habitual durante la gestación para poder nutrir mejor al feto que lleva dentro hay un largo camino. Por otro lado, la obesidad no conviene nunca y mucho menos durante el embarazo, pues contribuirá a incrementar el riesgo de presentar cifras elevadas de presión arterial, acentuará la dificultad respiratoria que origina normalmente el aumento de volumen del abdomen y potenciará la hinchazón de las piernas que se debe a un mal retorno de la sangre al corazón. Apoyándose en el hecho de que es normal sentir «antojos», por el mero hecho de estar embarazadas, algunas mujeres consumen en exceso alimentos dotados de un elevado contenido calórico. Nadie ha conseguido demostrar por el momento que estas apetencias obedezcan a un cambio de la fisiología corporal propio de la gestación, por lo que parecen depender de una cuestión puramente psicológica.

Es un hecho constatable, desde los tiempos más remotos, que son más frecuentes los niños voluminosos entre las mujeres que no realizan trabajos manuales pesados que entre aquellas otras que los realizan. Por ello, actualmente se recomienda a la embarazada que mantenga una actividad física adaptada a sus necesidades, hecho que se ha visto facilitado por la incorporación masiva de la mujer al mundo laboral.

LO NORMAL ES PERDER UN DIENTE EN CADA EMBARAZO

Pocos aspectos son tan importantes para nuestra higiene personal como el mantenimiento de un cuidado diario de los dientes y la boca. La elevada incidencia de la caries dental en España no está condicionada sólo por factores hereditarios o raciales, sino que por lo general se debe a una mala educación sanitaria que debería comenzar en los primeros tiempos de la vida. Si la mujer no ha desarrollado un buen hábito para la higiene bucal antes de quedarse embarazada, lo más probable es que a partir de ese momento las caries avancen con una velocidad mayor amenazando la integridad de las piezas dentarias. Pero además, las enfermedades gingivales (aquellas que afectan a las encías) son junto con la caries una causa frecuente de pérdida de los dientes. Se ha podido demostrar de sobra que el desarrollo de la llamada *piorrea,* o en su más moderna acepción *enfermedad periodontal,* disminuye drásticamente si existe una higiene bucodental adecuada y regular. Los efectos de esta «epidemia silenciosa», motivada por el acúmulo progresivo de «placa bacteriana», pueden llegar a ser devastadores.

El signo definitivo de que existe enfermedad periodontal es la presencia de un aumento en la profundidad del surco gingival, es decir, del espacio que se sitúa entre las encías y sus respectivas piezas dentarias. Es lo que los expertos denominan formación de una *bolsa periodontal,* la cual tiene su origen en el depósito inaparente de placa bacteriana, es decir, del conjunto de microorganismos presentes en la boca y que a su vez también son el desencadenante para la formación de caries.

Algunas mujeres sostienen la falsa creencia de que en cada embarazo es normal que tenga lugar la caída de alguna pieza dentaria. Sirva como anécdota en este sentido el hecho de que María Amalia, la esposa de Carlos III, había tenido siete hijos cuando vino a España procedente de Italia. A consecuencia de su mala higiene dental fue perdiendo diversas piezas en cada gestación, por lo que llegó desdentada a nuestro país. Es cierto que durante el embarazo existe una mayor predisposición al desarrollo de infecciones a nivel de las encías, por cuestiones puramente hormonales. En consecuencia, durante la gestación existe una mayor tendencia a la aparición de complicaciones en bocas que no son previamente sanas, mientras que disminuye su incidencia si la salud dental es buena y la higiene se efectúa a diario.

Asimismo, durante el embarazo hay un aumento generalizado de circulación sanguínea, que se manifiesta en la zona bucal por una mayor tendencia al sangrado de las encías, bien de manera espontánea o tras el cepillado. Por los cambios hormonales de la gestación las células del tejido que constituyen las encías se multiplican de forma más acelerada, con lo cual aquéllas aumentan de tamaño y se muestran más sensibles y a veces dolorosas. La conjunción de dicha fragilidad gingival y la acción de la placa bacteriana son factores que claramente predisponen a la caída de los dientes si no se adoptan las medidas preventivas necesarias. En este sentido es importante que además de un cepillado adecuado tras cada comida se efectúen enjuagues con preparados a base de flúor.

La lactancia es un buen método anticonceptivo

La lactancia, un hábito que diferencia a los mamíferos de otros animales, proporciona al recién nacido un alimento muy completo, y además estrecha los vínculos afectivos entre el niño y su madre. Esta forma de alimentación continúa representando en nuestros días el método más idóneo desde un punto de vista higiénico y nutritivo para mantener la salud del recién nacido. Como otros muchos órganos de nuestra economía, la mama está sometida a un estrecho control hormonal, que a su vez condiciona cambios en su tamaño y consistencia según las distintas fases del ciclo menstrual.

En las últimas semanas del embarazo aparece un tipo de secreción mamaria que se denomina *calostro,* la cual se verá sustituida por leche a las 36-48 horas tras el parto. Para el mantenimiento de la lactancia es preciso que el niño succione las mamas, pues dicho estímulo originará la secreción de prolactina, que a su vez favorece la producción de leche. La generación de prolactina, una hormona producida por una pequeña glándula situada en la base del cráneo (hipófisis), se incrementa de manera considerable en algunas situaciones diferentes a la gestación o por la administración de ciertos medicamentos. Dicha hormona deprime la función de los ovarios, por lo que su hiperproducción durante la lactancia es capaz de disminuir la fertilidad, al igual que sucede cuando existen tumores hipofisarios que generan un exceso de prolactina (*prolactinomas*). En consecuencia, durante el embarazo y siempre que existan unos niveles orgánicos elevados de prolactina, habrá ausencia de menstruación (amenorrea).

Se halla muy extendida la creencia de que mientras dure la lactancia la mujer no podrá quedar de nuevo embarazada, al no existir producción de óvulos en los ovarios (ovulación). Pero a su vez, debido a que la generación de óvulos está sometida a estímulos muy diversos (hormonales, psicológicos, etc.), resulta imposible predecir con precisión cuándo va a tener lugar. Por ello es importante no confiar en la lactancia como método que haya que tener en cuenta a la hora de planificar la descendencia o como método anticonceptivo.

XVI. ESTRICTAMENTE MASCULINO

Cuando los hombres no se encuentran a sí mismos, no encuentran ya nada.

J. W. GOETHE

LAS PAPERAS SUELEN PRODUCIR IMPOTENCIA

Se conoce como *paperas* a la inflamación aguda de las glándulas salivales producida por el virus del tipo paramyxovirus, enterovirus e influenza, así como por algunas bacterias del tipo estafilococo dorado. El término médico correcto de la enfermedad es *parotiditis,* pues es la glándula parótida la que más intensamente se inflama. La edad típica de este padecimiento oscila entre los cinco y los catorce años y debuta con unos síntomas iniciales similares a los de un cuadro gripal (dolor de garganta, fiebre y escalofríos). A los pocos días comienza la inflamación de la parótida que, al estar situada entre la mandíbula superior e inferior, produce la típica hinchazón de la cara, con dolor intenso y dificultad para abrir la boca y deglutir. Aunque lo más frecuente es que sea bilateral, puede ocurrir que sólo se aprecie en un lado de la cara. Al cabo de tres días dicha inflamación desciende y la fiebre tiende a desaparecer, con lo que el paciente se recupera en la mayoría de los casos sin secuelas. No obstante, esta enfermedad, habitualmente benigna, puede desencadenar algunas complicaciones más severas como consecuencia de la afectación de otros órganos del cuerpo. Recordemos en este sentido la posibilidad de que aparezcan cuadros de *mastitis* (inflamación de la glándula mamaria), *pancreatitis* (inflamación del páncreas), *prostatitis* (inflamación de la próstata) e incluso *meningitis*, y que salvo excepciones curan por completo sin dejar secuelas. La *encefalitis* (inflamación del cerebro) es la complicación más grave y uno de los pocos riesgos importantes que tiene la parotiditis. La *orquitis* (inflamación del testículo), que se produce en un 20 por ciento de los varones afectados, se manifiesta habitualmente de forma unilateral con una sintomatología de inflamación y dolor muy agudo que obliga al enfermo a guardar cama. Al cabo de una semana estas molestias desaparecen y el paciente recupera la normalidad. La posibilidad de que se produzca esterilidad es remota, ya que la función reproductora se conserva siempre que al menos un testículo quede indemne. Incluso cuando la afectación es bilateral esta capacidad puede mantenerse.

Muchos varones adultos temen esta enfermedad, porque tienen la falsa idea de que pueden sufrir una *impotencia coeundi* (incapacidad de obtener una erección completa y mantenida). Debemos decir que los conceptos de *impotencia* y *esterilidad* no tienen por qué guardar entre sí ninguna relación. Aun en los casos de paperas con gran afectación testicular, la función eréctil del pene se mantiene inalterada.

En la mujer puede haber un cuadro similar en el ovario (*ooforitis*) que cursa con intenso dolor abdominal, náuseas y vómitos. La curación es habitualmente completa en unos días sin que se altere la fertilidad de la paciente.

Extirpar la próstata altera las relaciones sexuales

La próstata es un órgano impar exclusivamente masculino que tiene forma de castaña y pesa menos de 30 gramos. Se encuentra situado debajo de la vejiga urinaria, alrededor de la uretra, y su misión es enriquecer el semen mediante una secreción líquida, imprescindible para la función de los espermatozoides. Las enfermedades que pueden afectar a esta glándula son diversas: la prostatitis (inflamación de causa infecciosa), la hipertrofia (aumento de tamaño) y el cáncer de la misma son algunos de los procesos más frecuentes que puede padecer el sexo masculino. De ellas, la hipertrofia es la alteración más común, hasta tal punto que se ha llegado a afirmar que todo varón de más de cincuenta años presenta ya algún grado de crecimiento de la glándula como parte de un proceso evolutivo normal. Los síntomas clínicos son consecuencia de la localización anatómica de esta estructura, pues al estar colocada junto a la vejiga, el aumento de volumen prostático estimula el trígono vesical, y entonces se inicia un largo peregrinar nocturno al cuarto de baño para realizar numerosas micciones. Este síntoma, que médicamente se denomina *nicturia,* constituye la molestia principal de la hipertrofia de próstata y es también el primer motivo por el que el paciente acude a su médico. Otros signos como la dificultad para comenzar a orinar, la disminución en el calibre del chorro, el goteo después de la micción, la sensación de quedarse con ganas de seguir orinando y la disminución brusca del flujo urinario completan el cortejo sintomático de lo que se denomina *síndrome prostático.*

Existen diversas medidas terapéuticas empleadas para corregir las enfermedades de la glándula; en el caso de la prostatitis están indicados los antibióticos como remedio, a pesar de que las recidivas son frecuentes, pero en el resto, la cirugía sigue siendo el método de elección (*prostatectomía*), sola o acompañada de otras terapias complementarias de tipo hormonal como en el caso de los tumores malignos.

Las técnicas quirúrgicas empleadas habitualmente para resolver esta situación son dos:

1. La *prostatectomía retropúbica,* también llamada «a cielo abierto», se reserva para extirpar próstatas más

grandes o cuando se precisa también intervenir en la vejiga urinaria; es una operación en toda regla, ya que requiere una incisión abdominal para llegar hasta este órgano.

2. La *resección transuretral* (RTV) se lleva a cabo mediante un instrumento similar a un telescopio que se inserta con vaselina a través del pene, introduciéndolo por la uretra, y así se extirpa la próstata en pequeños fragmentos. La posibilidad de que pueda quedar una impotencia como consecuencia de estas intervenciones es excepcional y normalmente la vida de relación amorosa permanece inalterada. La única anomalía que nota el paciente es que la eyaculación visible no se produce, ya que el semen, en lugar de dirigirse hacia el pene, retrocede hacia la vejiga, conociéndose esta situación como *eyaculación retrógrada.* En la mayoría de los casos la fertilidad masculina se pierde pero la erección y el orgasmo se mantienen inalterados. En los procesos tumorales malignos la función sexual sí puede verse alterada, pues en algunos casos una parte del tratamiento posquirúrgico se efectúa a base de hormonas femeninas, pudiendo presentarse como efecto indeseable entre otros, una disminución de la libido.

EL ALCOHOL ES AFRODISÍACO

Casi tan antiguo como la humanidad, el alcohol ha sido una de las drogas permitidas por casi todas las sociedades occidentales a través de la historia, y se encuentra tan insertado en nuestra vida cotidiana, que pocas celebraciones y efemérides pueden comprenderse sin la presencia de este tóxico y peligroso compañero. España es uno de los países del mundo con mayor consumo alcohólico y junto con Francia poseemos un triste palmarés de consumo por habitante y año. Casi todas las estructuras del cuerpo pueden verse afectadas por el consumo excesivo de etanol, y es el hígado el órgano más sensible junto con el cerebro, y los que más precozmente se alteran, pudiendo llevar a la cirrosis hepática y a graves encefalopatías en poco tiempo a bebedores especialmente predispuestos. Respecto a la relación que el alcohol puede tener como favorecedor del sexo debemos decir que sólo son mitos y tópicos transmitidos a través del tiempo, pues aunque es cierto que en un primer momento puede sentirse una sensación euforizante y desinhibitoria, a medida que se aumenta la ingesta, esta aparente «virtud» desaparece, y entonces se inicia una disminución paulatina de la actividad cerebral proporcional a la cantidad ingerida. La vieja idea de que el alcohol puede comportarse como afrodisíaco es, por tanto, absolutamente falsa; una vez pasado el efecto inicial referido se produce inevitablemente una abolición de la función sexual, con la consecuente imposibilidad de alcanzar una erección completa y mantenida. Por tanto, no conviene recurrir a la bebida como medida para disfrutar del sexo, y lo último que debe hacer un varón con problemas de este tipo es buscar en el alcohol la solución de su conflicto.

Algunos alimentos incrementan la potencia sexual

En el pasado se atribuyeron propiedades afrodisíacas a determinadas sustancias, bien de origen farmacológico o nutritivo. Según la leyenda, es probable que la reina Cleopatra tomase extrañas infusiones elaboradas con perlas pulverizadas, que quizás le sirviesen para atraer la atención de Julio César y Marco Antonio. Según creencias de algunas civilizaciones de la Antigüedad, los afrodisíacos (elementos destinados a estimular las pasiones del amor) estaban presentes en alimentos tan variados como las trufas, ostras, determinadas especias, el jengibre, el vino, etc. Edouard de Pomiane, destacado experto en materias gastronómicas, escribió un libro sobre los afrodisíacos. En dicha obra demuestra que la mayoría de ellos carecen de la propiedad de estimular la libido y la potencia sexual, pudiendo resultar incluso nocivos para la salud.

Muchos debieron de ser los que sucumbieron en tiempos remotos a consecuencia de las prácticas de los brujos y brujas, los hechiceros y los magos. Por ello, en 1311 el Concilio de Vienne prohibió la adivinación, las pociones amorosas, los conjuros y similares. En ocasiones, los «filtros de amor» estaban elaborados con alimentos supuestamente dotados de propiedades afrodisíacas, además de contener extrañas sustancias de origen vegetal, mineral o animal. En 1588 fue condenada a morir quemada en la hoguera Allison Peirson, de Byre Hills, por estar acusada de prescribir pociones mágicas. En concreto, había recomendado al obispo de St. Andrews que tomase clarete especiado y capón cocido para aliviar su hipocondría. Como puede comprobarse con este ejemplo, no siempre los ingredientes de las «pócimas venenosas» encerraban el potencial tóxico que se les quería atribuir.

Algunos alimentos han sido considerados tradicionalmente como favorecedores de la virilidad. Este es el caso de la miel, que muchas personas consideran la panacea capaz de aliviar males diversos, pero que también tiene sus contraindicaciones como sucede con las personas alérgicas al polen. Dichos individuos pueden desarrollar graves reacciones alérgicas al ingerir el referido alimento, por su contenido en pólenes.

Afirmar que la ginebra mezclada con pimienta reacciona como un afrodisíaco carece de toda base científica. La pimienta contiene aceites irritantes que son eliminados a través de la orina, por lo cual a su paso por la uretra pueden originar sensación de quemazón. Interpretar dicho efecto como un auténtico estimulante sexual no tiene ningún sentido. En efecto, existen determinados nutrientes capaces de irritar las vías urinarias, al igual que sucede con los espárragos, pues tras su digestión liberan un compuesto azufrado que confiere a la orina un extraño olor; se trata del metilmercaptano, causante en algunas personas de uretritis transitorias.

Atribuir en la actualidad la impotencia a los cambios dietéticos está fuera de toda lógica. Los especialistas en disfunciones sexuales masculinas (*andrólogos*) poseen en nuestros días soluciones muy eficaces para tratar ese tipo de trastornos. Hay un amplio abanico de posibilidades en este sentido que van desde las prótesis de pene, hasta la autoinyección en los cuerpos cavernosos por el propio paciente de fármacos con una intensa acción vasodilatadora capaz de provocar la erección, pasando por las modificaciones en la conducta sexual de la pareja que pueden llevarse a cabo tras efectuar una consulta con un experto en sexología.

XVII. LOS CONTAGIOS Y LAS INFECCIONES

Cuanto más nutres a un organismo impuro, intoxicado, mayor daño le producirás.

HIPÓCRATES

ALGUNAS ENFERMEDADES VENÉREAS SE ADQUIEREN EN EL WC

Si preguntásemos a cualquier ciudadano lego en temas médicos cuántas enfermedades de transmisión sexual conoce, posiblemente sólo nos mencionaría la sífilis, la gonococia y un pequeño porcentaje incluiría también al sida. La realidad es muy distinta y existe una gran cantidad de microorganismos que, transmitidos a través del contacto sexual, pueden provocar diversos cuadros clínicos siempre molestos y en ocasiones graves. Algunas organizaciones sanitarias internacionales como la Organización Mundial de la Salud (OMS) estiman que cada año se producen en el mundo 280 millones de nuevos casos de enfermedades de transmisión sexual (ETS), siendo cada vez más extenso el tipo de agentes responsables. En la actualidad se sabe que bacterias, virus, micoplasmas, parásitos, hongos y protozoos producen un abigarrado espectro de enfermedades entre las que destacamos:

Sífilis

Producida por un germen en forma de espiral llamado *Treponema pallidum,* es quizás la afección humana más representativa de la historia. Elemento de estigmatización social, la sífilis, también llamada *lúes,* provoca un complicado cuadro sintomatológico que abarca desde una lesión inicial de tipo ulceroso producida en la zona del contacto sexual primitivo (chancro sifilítico), hasta lesiones cutáneas, hepáticas, cardíacas y del sistema nervioso. La dilatación de la arteria aorta constituye una de las lesiones más clásicas y graves de esta enfermedad, siendo característica la presencia de un pulso mucho más enérgico de lo habitual, llamado «pulso saltón». Su intensidad puede llegar a ser de tal calibre que cada latido del corazón provoca de forma simultánea un movimiento brusco del cuello y la cabeza. Es el denominado *signo de Musset,* en honor al poeta francés Alfred Musset, que padeció una insuficiencia aórtica de etiología sifilítica.

Especial importancia tiene la detección de esta infección en la embarazada, ya que un tratamiento a tiempo evitará graves secuelas y deformidades infantiles, así como la muerte neonatal. La penicilina es el tratamiento de elección y desde la aparición de este antibiótico, la sífilis ha dejado de ser un azote bíblico, ya que la curación es total cuando se trata de forma precoz y adecuada. No obstante, esta enfermedad, que comenzó a declinar hace unos años, ha visto incrementada su incidencia posiblemente como consecuencia de no aplicar el tratamiento antibiótico en el momento preciso.

Gonococia o blenorragia

Una bacteria llamada gonococo (*Neisseria gonorrhoeae*) es la responsable de esta enfermedad caracterizada por la inflamación de la uretra, provocando en el varón una secreción purulenta a través del meato urinario, así como micciones frecuentes en ocasiones dolorosas (*uretritis*). La mujer puede padecer la enfermedad de forma casi asintomática y entonces se comporta como portadora. Un incremento del flujo vaginal de color amarillento y maloliente puede ser la única pista. En homosexuales en cambio, la infección anal con picor y enrojecimiento puede ser una señal de alerta. La importancia de esta enfermedad venérea se fundamenta en dos hechos: la posibilidad de diseminación por vía sanguínea del germen a otros órganos, con afectación articular y esterilidad en la mujer, y el riesgo de que el feto pueda infectarse durante el parto, pues aunque la enfermedad no se transmite al niño en el embarazo, sí puede aparecer, en cambio, un cuadro inflamatorio grave en los ojos del recién nacido. Anteriormente, la penicilina fue el tratamiento ideal, pero debido a la aparición de resistencias a este antibiótico por parte del gonococo, hoy día se recomienda utilizar la ceftriasona y como alternativa la espectinomicina o una fluoroquinolona.

Uretritis no gonocócicas

Las uretritis no gonocócicas son un conjunto de enfermedades similares a la gonococia, pero producidas por otros gérmenes menos virulentos. Entre éstos los más típicos son los del género Clamydia.

Virus

Determinados virus de la familia de los herpes son responsables de molestas infecciones genitales, que cursan en forma de brotes muy dolorosos. Los papilomavirus provocan la ETS vírica más común, y producen unas lesiones similares a las verrugas que aparecen en la vagina y en el pene y que se denominan *condilomas acuminados.* Especial importancia tienen los virus de la hepatitis B y C, que aunque la vía de contagio más habitual es a través de sangre o agujas contaminadas, también puede adquirirse por contacto sexual como cualquier otra enfermedad venérea. En el caso del sida, afección de triste actualidad y que debe considerarse la enfermedad de transmisión sexual por excelencia, es un lamentable y peligroso error atribuirla exclusivamente a determinados grupos de riesgo. No hay que olvidar que en estos momentos la vía heterosexual ha superado a la homosexual como forma de contagio.

Otras afecciones

La *Trichomona vaginalis* es un protozoo que infecta la vagina, el cuello del útero y la uretra. Se manifiesta básicamente con picor y flujo en la mujer. No tiene trascendencia clínica, el tratamiento médico es eficaz y definitivo y en el varón puede pasar incluso desapercibida.

Todas las enfermedades de transmisión sexual precisan para su contagio de un contacto íntimo, por lo que la posibilidad de que se puedan adquirir en el WC o en cualquier otro lugar sin relación interpersonal no es posible. La frase «habrá sido en el water», que se comenta en tono jocoso, sólo produce hilaridad en quien la escucha.

Es importante recordar también la posibilidad de que varias ETS puedan transmitirse durante la misma relación sexual, por lo que cualquier diagnóstico de una enfermedad venérea debe efectuarse por manos especializadas, y que cuando uno se acuesta con una persona se acuesta también con todos los contactos sexuales que ese individuo ha tenido con anterioridad.

La lepra es muy contagiosa

Esta afirmación errónea ha sido responsable durante siglos de deportaciones y crueles destierros basados en la creencia de una ineludible contagiosidad, cuando la realidad ha demostrado que se trata de una de las enfermedades menos contagiosas que puede padecer el ser humano. Referencias históricas de esta enfermedad se han encontrado en antiguos códices de Egipto y la India hacia el año 1500 a. C., siendo el gran vehículo de difusión en Europa las legiones romanas y posteriormente las Cruzadas.

Producida por un microbio similar al de la tuberculosis (*Mycobacterium leprae*), se le denomina también bacilo de Hansen en honor al médico noruego Hansen, descubridor de dicho germen. La enfermedad se caracteriza por afectar a la piel y a los nervios, por lo que el síntoma principal es la pérdida de sensibilidad, siendo muy conocida la circunstancia de que los leprosos en fase avanzada no sienten las quemaduras. En la actualidad esta enfermedad es casi patrimonio exclusivo de los países del Tercer Mundo, ya que la malnutrición y las condiciones de hacinamiento y falta de higiene favorecen la diseminación del mal. Se calcula que 20.000 nuevos casos aparecen en nuestro planeta todos los años, por lo que estamos muy lejos de poder decir que esta infección está erradicada.

La evolución y el pronóstico dependen del tipo de lepra que se padezca. La *lepra tuberculoide* es la forma más benigna y adquiere este nombre porque en algunos casos se comporta de manera similar a la tuberculosis cutánea. Presenta un desarrollo lento y afecta preferentemente al nervio cubital, que transcurre por detrás del codo, y a los nervios de la cara. Otra forma más grave es la llamada *lepra lepromatosa,* que, aunque similar a la anterior, tiene un comportamiento más agresivo. La afectación de los nervios faciales es tal que la cara de estos pacientes adopta un aspecto que recuerda en parte a la faz del león, llamándose a este signo *facies leonina.* El tratamiento médico se realiza con un fármaco similar a las sulfamidas llamado Dapsona o con el antibiótico Rifampicina.

Ya hemos comentado que el riesgo de contraer la lepra es extremadamente bajo, y se necesita una convivencia íntima y prolongada para contagiarse. El bacilo pasa del paciente al individuo sano por contacto de piel a piel, y en algunos casos a través de las gotitas que se expelen al hablar o toser. No es necesario, por tanto, el aislamiento forzoso y marginal, al que tan acostumbrados estamos por las imágenes novelescas recordatorias de épocas pasadas. Quizás muchas enfermedades cutáneas, que nada han tenido que ver con la lepra, se han metido históricamente en el mismo «saco», y casi con seguridad numerosas víctimas de psoriasis, eccemas y tiñas han sido etiquetadas de leprosas y han muerto en inhumanos lazaretos.

La miel, la leche y el coñac son buenos para la gripe

La gripe es una enfermedad producida por el virus influenza del tipo A y B, que se presenta en forma de olas epidémicas en los meses de invierno. Tiene una mayor incidencia en los niños y se transmite por vía aérea a través de las gotitas que se producen al hablar o toser (gotitas de Pflügger). Los síntomas característicos son fiebre elevada, malestar general, dolores musculares, tos y expectoración, dolor de cabeza y mucosidad nasal abundante.

El tratamiento debe tener como objetivo prioritario mejorar la sintomatología, administrando en casos excepcionales fármacos antivíricos muy precisos y siempre bajo supervisión médica especializada. Los antibióticos no tienen ninguna utilidad y no están indicados en los cuadros víricos, salvo que se produzcan complicaciones bacterianas.

Todavía está muy arraigada en la población la costumbre de ingerir el típico «ponche de leche caliente con miel, coñac y aspirina» para combatir los síntomas de esta enfermedad. Nada que objetar a los dos primeros, aunque su utilidad terapéutica sea nula, pero las bebidas de alta graduación alcohólica no ejercen ningún efecto beneficioso en el ser humano. La combinación alcohol y aspirina se comporta como una auténtica «bomba» para la mucosa gástrica, y puede originar graves hemorragias digestivas. El efecto positivo que se atribuye popularmente a este cóctel es sólo una sensación subjetiva de euforia consecuente al etanol, y nada tiene que ver, por tanto, con el desarrollo del proceso vírico, por lo que esta nefasta costumbre debe ser abandonada.

Existen medicamentos para aumentar las defensas

En el mercado farmacéutico hay numerosos productos con pretendidas propiedades de incrementar las defensas de nuestro organismo, y modificar de esta forma el sistema inmunológico del paciente. En sentido estricto hemos de señalar que las posibilidades que tiene la medicina actual de «aumentar las defensas» con medicamentos son muy limitadas. Extractos bacterianos, lisados de ribosomas y otros estimulantes inespecíficos de la inmunidad, muy utilizados para prevenir los catarros infantiles, no han producido efecto beneficioso alguno demostrado que justifique su utilización. Asimismo, tampoco se han mostrado útiles ciertas gammaglobulinas llamadas inespecíficas, cuya pretensión es el aumento global de las defensas. Su uso sólo constituye un despilfarro y pueden incluso estar contraindicadas en ciertos casos de inmunodeficiencias como en la deficiencia de IgA (inmunoglobulina A). Algunos procesos infecciosos, sin embargo, pueden prevenirse con la utilización de las gammaglobulinas específicas hiperinmunes, siempre que se administren de forma precoz a las personas que han tenido un contacto de riesgo con determinadas infecciones. Tal es el caso de la hepatitis B, tétanos, rubeola, sarampión, varicela y parotiditis, aunque esta terapia es incapaz de sustituir a la vacunación reglada. La forma efectiva de prevenir graves enfermedades consiste en la correcta aplicación del calendario vacunal, cuya eficacia está totalmente contrastada desde que Edward Jenner descubriese la vacunación contra la viruela. En este caso sí que podemos decir que se produce una verdadera manipulación del sistema defensivo, pues mediante la inoculación de virus o bacterias, vivos o atenuados, o bien productos derivados de los mismos, los linfocitos pueden crear anticuerpos y otras sustancias llamadas citoquinas, capaces de neutralizar los gérmenes atacantes. Hace dos décadas determinados fármacos se emplearon con esperanza para tratar de forma complementaria algunos tumores de origen hematológico como los linfomas. Uno de éstos fue el levamisol, un medicamento dirigido a combatir ciertas parasitosis intestinales por áscaris y otros agentes, utilizándolo junto con la terapia antitumoral. Hoy en día este producto se usa con éxito como coadyuvante de la cirugía y la radioterapia en algunos cánceres de colon.

En los últimos años se han desarrollado nuevos sistemas para estimular algunas células sanguíneas encargadas de la defensa. Nos referimos al «factor estimulante de los granulocitos», que bajo indicación médica muy especializada y en pacientes con graves alteraciones de la inmunidad o que se encuentran en tratamiento con fármacos antitumorales puede ser de gran ayuda. Recientemente, el extracto de una planta llamada Calaguala (*Polypodium leucotomos*) se está ensayando en el tratamiento del vitíligo y de otras afecciones cutáneas. Los resultados aunque prometedores necesitan todavía una mayor investigación.

Los antibióticos inyectables son más fuertes que los orales

La aparente «fortaleza» o «debilidad» de un fármaco es un concepto subjetivo que depende de numerosos factores como enfermedad padecida, edad del paciente, interacciones medicamentosas, antecedentes alérgicos, etc. Podríamos decir, por tanto, que todos los medicamentos son fuertes, ya que al fin y al cabo, administrar un compuesto químico a un individuo no es más que introducir en su organismo una sustancia extraña que va a interferir en los procesos metabólicos y bioquímicos. Pero la prescripción de un tratamiento médico no se hace al azar, sino basándose en unos conocimientos científicos, según los cuales se ha comprobado que los riesgos potenciales del producto son menores que los beneficios que se obtienen, por lo que la vía de administración de dicho fármaco ha de obedecer a criterios clínicos y no al capricho personal o preferencias particulares. Cuando un medicamento está indicado de forma correcta, lleva inherente en esa indicación si ha de aplicarse por vía inyectable, oral, rectal o tópica, y de la misma forma que una pomada no debe inyectarse o un supositorio ingerirse, un inyectable habrá que inyectarlo o una píldora habrá de ser tragada. Por tanto, la idea que tienen muchas personas de que una inyección es más fuerte y efectiva que un jarabe o una gragea no deja de ser un error que debe erradicarse de la cultura sanitaria popular. Según estos conceptos, hemos de señalar que la vía oral aún es la más adecuada para un tratamiento con antibióticos que se absorban a nivel intestinal, y salvo que exista alguna imposibilidad para ello (náuseas, vómitos, alteraciones digestivas, etc.), las inyecciones deben evitarse. No obstante, hay determinados antibióticos que no pueden traspasar la barrera intestinal y por tanto llegar al torrente circulatorio, en cuyo caso huelga señalar que la vía inyectable es la única posible. Los niños son casi con seguridad las víctimas más numerosas de este error, y es inexplicable la cantidad de estos pequeños que por un simple resfriado son martirizados con dolorosas inyecciones, cuando unos simples sobres de polvo o un agradable jarabe de dicho antibiótico consiguen con toda seguridad los niveles plasmáticos efectivos para combatir esa supuesta infección. Hay que tener en cuenta además que el riesgo de una reacción alérgica medicamentosa es mayor cuando el producto se inyecta; es ésta una circunstancia más a tener en cuenta a la hora de instaurar un tratamiento antimicrobiano.

Los antibióticos no se pueden consumir con bebidas alcohólicas

Nadie puede recomendar el consumo del alcohol independientemente de que se estén administrando medicamentos o no. Este compuesto debe ser considerado como una gran droga, y constituye hoy en día una de las causas de mortalidad más importante del mundo desarrollado. Por tanto, no vamos a entrar en la problemática etílica en este apartado, pero sí hemos de señalar que existen numerosos tópicos respecto a la relación que el alcohol y algunos medicamentos tienen entre sí.

El hecho de desaconsejar el consumo de bebidas alcohólicas mientras se recibe un tratamiento antibiótico no está basado en criterios científicos comprobados salvo en las situaciones que comentaremos más adelante. Lo único que podría justificar esta prohibición sería la posibilidad de que determinados fármacos pueden ver interferida su absorción intestinal cuando se administran con el estómago lleno, lo que trae como consecuencia que en el organismo tratado no se alcancen los niveles plasmáticos adecuados de dicho antibiótico y que, por tanto, la infección no se combata correctamente o se precisen mayores dosis para conseguir un mismo efecto.

Por fortuna, la mayoría de los antibacterianos de que hoy en día disponemos han obviado esta limitación y no suele ser necesario estar en ayunas para alcanzar una óptima rentabilidad. Por consiguiente, una comida normal acompañada de una pequeña cantidad de vino o cerveza no tiene por qué interferir en la efectividad de un antimicrobiano.

Otra cosa muy distinta es lo que se denomina efecto *Antabús*. Un fármaco llamado Disulfiram, cuyo nombre comercial es Antabús, se utiliza como tratamiento del alcoholismo crónico unido a medidas de psicoterapia. Este medicamento tiene la particularidad de que cuando se administra con alcohol etílico provoca unos síntomas indeseables y muy desagradables que consisten en un enrojecimiento de cara y ojos, dolores de cabeza, taquicardia y náuseas y vómitos. El objetivo que se pretende es que el alcohólico vaya desensibilizándose del tóxico de forma paulatina a base de provocar los síntomas descritos. De esta forma se pierde la sensación placentera que se siente cuando se vuelve a probar cualquier bebida alcohólica. Pues bien, curiosamente y por razones bioquímicas complejas, algunos medicamentos sin relación alguna con el Disulfiram pueden presentar un efecto similar si se toman conjuntamente con etanol. En el caso que nos ocupa y en cuanto a los antibióticos se refiere, algunas cefalosporinas y el metronidazol tienen el riesgo de presentar este fenómeno.

En esta misma línea hay que recordar que en personas con alteraciones importantes del hígado, cuya función depuradora pueda estar deteriorada, la ingestión de alcohol podría alterar aún más dicha función, por lo que los medicamentos que se metabolizan a nivel hepático se verían entonces influidos por tal situación. De la misma forma, aquellos fármacos que puedan ser lesivos para esta víscera por sí mismos incrementarían dicha toxicidad si se administran junto con productos alcohólicos. Valga como ejemplo característico de esto último el paracetamol que, aunque no es un antibiótico, hemos querido mencionarlo aquí dado el uso tan extendido que tiene hoy día como analgésico y antitérmico, insistiendo en que bajo ningún concepto se administre junto con bebidas alcohólicas.

Un antibiótico antaño muy empleado como las tetraciclinas presenta riesgo de hepatotoxicidad. Asimismo, en esta ocasión el alcohol estaría contraindicado por las razones expuestas, es decir, porque potencia los efectos lesivos sobre el hígado. Por último, mencionar que la mucosa gástrica puede sufrir alteraciones con la toma de medicamentos, y aunque los antibióticos no suelen dañar el estómago, el alcohol tomado en dosis considerables es posible que aumente tales síntomas.

La tuberculosis es una enfermedad del pasado

Compañera maldita de la humanidad durante siglos, la tuberculosis, llamada eufemísticamente «peste blanca», ha supuesto quizás la más terrorífica plaga de la que el ser humano ha sido víctima y testigo.

Fue en 1882 cuando el médico alemán Robert Koch aisló el germen responsable de esta enfermedad, que aunque siempre ha estado asociada a la pobreza, el hambre, el hacinamiento y la falta de higiene, este bacilo asesino no ha respetado clases sociales, reyes, nobles ni plebeyos.

Paulatinamente, los avances de la microbiología y el descubrimiento de antimicrobianos como las hidracidas, la estreptomicina, la rifampicina y otros antibióticos, proporcionó a la sociedad un cierto respiro dada la efectividad de estos compuestos en la lucha contra la enfermedad, llegando incluso a difundirse la idea de que la tuberculosis estaba prácticamente erradicada en las sociedades económica y socialmente más avanzadas o por lo menos que el ritmo de aceleración del padecimiento se había frenado. Tanto es así que algunos países como Holanda preveían su desaparición definitiva hacia el año 2030. Pero en la última década este optimismo se ha visto truncado por la aparición de un nuevo rebrote y la virulencia de este bacilo, que algunos creían dormido. Podemos preguntarnos entonces qué es lo que ha pasado para que esta enfermedad haya cobrado de nuevo un triste protagonismo.

En términos divulgativos, diremos que la tuberculosis es una entidad clínica con la que se puede haber estado en contacto de forma inadvertida, mediante una inofensiva lesión pulmonar que ha curado de forma espontánea sin tratamiento. Sucede que si esta persona que ha sido infectada aunque no enfermada, no ha recibido tratamiento alguno, puede tener acantonados gérmenes tuberculosos en su pulmón, de tal forma que ante una situación que origine una disminución de las defensas del organismo, la enfermedad puede aparecer de nuevo, debutando en el paciente con todo el cortejo de síntomas característicos. Téngase en cuenta que a lo largo de la vida de una persona son múltiples las causas que pueden producir una bajada de dichas defensas: tratamientos prolongados con corticoides, inmunosupresores, estados generales de debilitamiento, etc. Pero es el VIH (virus de la inmunodeficiencia humana) el protagonista que ha despertado a ese gigante dormido: la micobacteria tuberculosa. Como sabemos, el sida se caracteriza, entre otros síntomas, por la disminución drástica de numerosos mecanismos defensivos de nuestro sistema inmunológico. Es fácil deducir, por tanto, que individuos que fueron infectados y no tratados convenientemente de tuberculosis desarrollen la enfermedad y se conviertan en nuevos focos de contagio. La tuberculosis y el sida son compañeros de viaje, hasta tal punto que la infección oportunista más frecuente padecida por los enfermos de dicha deficiencia inmunológica en países del Tercer Mundo y en España es la provocada por el bacilo de Koch. Podemos asegurar sin temor a equivocarnos que en toda la historia de la humanidad, el bacilo tuberculoso nunca ha encontrado mejor aliado que el virus del sida para provocar verdaderos estragos a través de la tuberculosis. Bajar la guardia y creer que son cosas del pasado puede traernos consecuencias que nadie desea volver a sentir, y precisamente los médicos somos los primeros que tenemos la responsabilidad de pensar siempre en esta entidad ante la mínima sospecha. Es más, nuestro cuidado con este tipo de pacientes deberá ampliarse hasta asegurarnos de que el enfermo toma la medicación antituberculosa de forma metódica e invariable. Recientes estudios realizados en Nueva York han comprobado que las recidivas de esta enfermedad disminuían en un 30 por ciento cuando el individuo era tratado personalmente y día a día bajo una estrecha supervisión médica.

Lo mejor para la hepatitis: dieta estricta y reposo

La hepatitis es una infección del hígado producida por varios tipos de virus que se nombran según las letras A, B, C, E y delta. Asimismo, existe otro amplio espectro de hepatitis como las de causa tóxica (alcohol, medicamentos, venenos) o las originadas por otros virus, como el citomegalovirus o el virus de Epstein Barr (mononucleosis infecciosa), así como otras enfermedades complejas de causa autoinmune que pueden lesionar también el hígado dentro de un contexto de afectación generalizada del organismo.

La forma de transmisión, sintomatología y pronóstico varían dependiendo del tipo de enfermedad sufrida, pero en términos generales y salvo complicaciones, un elevado porcentaje suele curar sin secuelas y con recuperación completa de la función hepática. Incluso en ocasiones muchas hepatitis víricas han pasado desapercibidas para el paciente, y en otros casos se produce una cronificación que precisa tratamientos complicados y una mayor vigilancia.

Durante muchos años se ha martirizado a los pacientes de hepatitis con dietas espartanas de acuerdo con la creencia de que una alimentación libre de grasas era fundamental para una adecuada evolución de la enfermedad. Este innecesario sacrificio no tiene ninguna justificación y el enfermo de hepatitis puede y debe comer todo lo que le apetezca, aunque en los estadios de máxima sintomatología es normal que se encuentre inapetente. Es más, según los especialistas, conviene realizar una dieta lo más variada posible y la única prohibición absoluta que debe recomendarse es abstenerse del alcohol por completo.

Asimismo, ha estado muy extendida la idea de someter a estos enfermos a un reposo absoluto en cama y este consejo tampoco se sostiene científicamente. Lo mismo que ocurre con la alimentación, en la fase aguda de la enfermedad suele suceder que no se tengan ganas de realizar actividad alguna, pero en cuanto el enfermo se sienta con fuerzas no hay ningún obstáculo para que inicie una vida normal.

Aprovechamos este apartado para recordar que los supuestos medicamentos llamados *protectores hepáticos clásicos* no han demostrado ninguna utilidad terapéutica.

XVIII. SOBRE LOS MEDICAMENTOS

La salud no se adquiere con recetas, hay que merecerla.

H. DURVILLE

LOS SUPOSITORIOS AFECTAN MENOS AL ESTÓMAGO

El uso de los supositorios como vehículo para la administración de medicamentos data de antiguo, como lo prueba el hecho de que en la tablilla sumeria de Kramer se recomendara el uso de una mezcla de elementos tan dispares como la sal, el aceite, el vinagre fuerte y la cerveza cuando un hombre estaba enfermo del recto.

El término *supositorio* hace alusión a un objeto de forma cónica que se emplea para administrar un medicamento dado a través de la última porción del aparato digestivo, el recto. Cuando su introducción se efectúa en la vagina de la mujer, se suele hablar de «óvulo».

La principal indicación de la vía rectal es la existencia de náuseas o vómitos que impiden la administración de un determinado fármaco a través de la boca. Algunos médicos optan por prescribir supositorios cuando el medicamento en cuestión tiene capacidad para producir irritación de la mucosa del estómago, como sucede con los antiinflamatorios, cuyo uso es habitual en las enfermedades reumáticas. Esto no es cierto en absoluto, pudiéndolo comparar a la falsa creencia de que la cortisona inyectable se diferencia de su presentación en comprimidos por poseer menor acción erosiva sobre la mucosa del estómago. Además, el principal inconveniente para el empleo de supositorios es que a través del recto tan sólo se absorbe un escaso porcentaje del principio activo y lo hace de manera errática, con lo cual no asegura el mantenimiento de unos niveles sanguíneos constantes del medicamento a lo largo de las veinticuatro horas. A pesar de esta eventualidad, los fármacos por vía rectal continúan prescribiéndose bastante en niños pequeños, sobre todo cuando aquéllos son malos tomadores de jarabes por su olor o sabor desagradables. Asimismo, suelen recetarse los supositorios para afecciones rectales como las hemorroides y las fisuras anales, así como en el caso de que se desee favorecer la evacuación intestinal (supositorios de glicerina). Pero el empleo reiterado de supositorios en afecciones crónicas como las hemorroides puede dañar la mucosa rectal a largo plazo.

Para que el supositorio ofrezca garantías de eficacia es importante cuidar su modo de administración y conservarlo a 4° C en frigorífico. Asimismo, deberá evitarse la defecación durante cierto tiempo tras su introducción en el recto.

Habitualmente, los supositorios se elaboran con una base grasa, que facilita su introducción, pero también puede resultar de gran utilidad el mero hecho de aplicar previamente sobre el ano un poco de vaselina. Como hecho anecdótico, incluimos a continuación las recomendaciones que entregaba por escrito un doctor a sus pacientes hace algunos años en nuestro país, cuando les prescribía una «vacuna bacteriana» en supositorios: «Se pondrá un supositorio un día fijo por semana. Poner el supositorio empujando con el dedo hasta que se pierda. Si queda poco profundo puede tener molestias, mala absorción y falsas intolerancias.»

La cortisona debe evitarse siempre por resultar perjudicial

Los corticoides son hormonas producidas en unas glándulas de pequeño tamaño situadas encima de ambos riñones, que se emplearon por vez primera en Medicina en el año 1948. Por aquel entonces se apreció una mejoría espectacular en una paciente a la que se le administraron, pues padecía un grave reumatismo deformante. La enferma en cuestión fue capaz de dar unos pasos de danza ante el asombro de los médicos que presenciaron su actuación en el auditorio de la Clínica Mayo, en Minnesota. Dos años después, en 1950, los doctores Hench, Kendall y Reichstein recibieron, en reconocimiento a su aportación científica, el Premio Nobel de Medicina.

En la actualidad los derivados de la cortisona continúan siendo utilizados ampliamente para el tratamiento de enfermedades muy diversas, debido a su intenso poder antiinflamatorio. En concreto, se aplican con profusión en reumatología y dermatología, para evitar la progresión natural de enfermedades potencialmente graves por su tendencia a afectar a órganos vitales. En un proceso tan frecuente como el asma bronquial, que abandonado a su libre evolución puede comportar la aparición de un importante compromiso respiratorio que amenaza la existencia de la persona que lo padece, los corticoides permiten a estos pacientes llevar una vida casi normal. Uno de los grandes avances de la moderna farmacología en los últimos años ha sido la introducción de corticoides inhalados para el tratamiento de la rinitis y del asma bronquial, los cuales son administrados mediante pulverizadores nasales o inhaladores bronquiales, conservando su poder antiinflamatorio en el aparato respiratorio, pero sin afectar al funcionamiento del resto del organismo, en tanto no se superen las dosis recomendadas por el médico. Lo mismo podemos decir de las pomadas y cremas de cortisona, que se emplean para aliviar los síntomas de diversas enfermedades de la piel, algunas de ellas tan comunes como la psoriasis o el eczema. Gracias a este tipo de preparados dermatológicos se han podido vencer los prejuicios que presentaban los pacientes con afecciones cutáneas en el pasado, cuando el empleo de diversos derivados de las breas y los alquitranes ensuciaba su piel, confiriéndole un aspecto negruzco y untuoso.

La mala prensa de que goza la cortisona entre los profanos no está del todo injustificada. En efecto, cuando dichos fármacos son prescritos por períodos prolongados de tiempo a través de la vía oral o inyectable producen una serie de signos y síntomas que los médicos califican de *cushingoides.* Fue en 1912 cuando el doctor Harvey Cushing efectuó la primera descripción del síndrome que lleva su nombre, que básicamente se caracteriza por la aparición de obesidad de predominio a nivel del tronco, incremento de la presión arterial y osteoporosis. Dicha enfermedad surge cuando la porción más externa de las glándulas suprarrenales (corteza) funciona en exceso, pero todas sus manifestaciones pueden reproducirse además al administrar derivados de la cortisona a una persona por períodos de tiempo más o menos prolongados.

Algunos de los efectos secundarios de los corticoides pueden revestir gravedad, como sucede con la diabetes y la ya referida osteoporosis. Sin embargo, será el médico experimentado quien deberá sopesar la relación riesgo-beneficio de su uso, frente a enfermedades complejas que ante la falta de estas preciadas hormonas pueden llegar a comprometer la vida del sujeto. Téngase en cuenta que además de su acción antiinflamatoria los corticoides gozan de un «efecto inmunosupresor», capaz de frenar la acción nociva de ciertas células que integran nuestro sistema de defensa frente a diversas agresiones. Gracias a la administración diaria o a días alternos de ciertos derivados de la cortisona podemos conseguir que un paciente que ha recibido un trasplante de riñón, corazón, hígado, etc., no llegue a presentar una situación de rechazo.

Es imposible ser alérgico a un fármaco que se ha tolerado previamente

Un determinado sujeto puede recibir durante años la administración de un medicamento, sin manifestar ningún signo de intolerancia o de reacción alérgica. En un momento dado, tras el empleo de una nueva dosis, puede surgir una serie de síntomas característicos de los procesos alérgicos. Destacan entre ellos la urticaria, la aparición de hinchazón de algunas zonas de la piel y la sensación de dificultad respiratoria, que puede deberse al acúmulo de líquido en el espacio que separa ambas cuerdas vocales (*edema de glotis*) o al estrechamiento de los bronquios (*crisis asmática*). El mecanismo que desencadena dicho proceso se basa en la producción de un tipo de proteínas denominadas anticuerpos IgE, presentes en mínima cantidad en nuestro torrente circulatorio en condiciones normales. A través de la circulación sanguínea dichos elementos proteicos llegan hasta la superficie de unas células concretas denominadas mastocitos, por lo que su acceso resulta relativamente fácil, pues su localización preferente se sitúa alrededor de los vasos sanguíneos. La IgE puede permanecer adherida al mastocito durante períodos más o menos prolongados de tiempo, sin producir ningún efecto adverso. Un buen día, con motivo de la reintroducción de un medicamento concreto, frente al cual el organismo no había mostrado hasta entonces síntomas de rechazo o intolerancia, se produce el encuentro entre el fármaco (*alergeno*) y la IgE (*anticuerpo*) sobre la superficie de los mastocitos, liberando dichas células de forma instantánea y explosiva una serie de sustancias químicas almacenadas en el interior de las mismas. Destaca entre todas ellas la histamina, responsable de la formación de habones o ronchas característicos de la urticaria, ya que además es la más conocida, no sólo por los médicos, sino también por personas ajenas a la profesión sanitaria.

En condiciones normales nuestro organismo mantiene un delicado equilibrio entre la tolerancia a un medicamento en particular y la posible aparición de una reacción alérgica frente al mismo. Cuando surge el consiguiente desnivel las consecuencias pueden llegar a ser desastrosas, pues de hecho fármacos como la penicilina continúan figurando a la cabeza de las causas de *shock anafiláctico.* Dicha situación consiste en la aparición de una reacción alérgica de comienzo brusco, que cursa con un marcado descenso de la tensión arterial capaz de comprometer el funcionamiento cardíaco y provocar la muerte por colapso.

Aún nos hallamos bastante lejos de conocer el funcionamiento íntimo del sistema immunológico, capaz de defendernos a lo largo de nuestra vida de la acción nociva de gérmenes potencialmente agresivos entre los que figuran los virus y las bacterias más sofisticados. Por motivos no muy aclarados, un tipo de glóbulos blancos denominados *linfocitos T colaboradores* inciden en el funcionamiento de otro tipo de leucocitos llamados *linfocitos B,* dándoles la orden para que se transformen e inicien la producción de IgE dirigida contra un medicamento X. Quizás hasta esa fecha concreta la activación de los *linfocitos T colaboradores* estuvo frenada por otra población de células conocidas como *linfocitos T supresores,* responsables de evitar que el intrincado complejo de células y compuestos químicos que forman el entramado del sistema inmunológico genere una respuesta excesiva.

En el caso de algunos medicamentos como la penicilina se pueden efectuar pruebas cutáneas de gran fiabilidad con el fin de descartar la existencia de una alergia frente a los mismos. Pero resulta evidente, por motivos de tiempo y de costes, que no es posible estar efectuando este tipo de estudios de forma reiterada, como paso previo a la administración de un fármaco. Además, no todos los medicamentos son susceptibles de ser probados sobre la piel, pues algunos de ellos pueden resultar irritantes y dar «falsos positivos» en los tests cutáneos.

La mejor prevención de las alergias medicamentosas reside en el uso racional de los fármacos, consumiendo tan sólo los que resulten imprescindibles según el criterio del médico que atiende al paciente. También es muy importante conservar el prospecto o anotar la composición química de aquellos medicamentos que puedan estar asociados a la aparición de una reacción alérgica, de cara a evitar su empleo en el futuro. Por último, se ha demostrado que las reacciones alérgicas inducidas por medicamentos que se administran a través de la boca revisten una gravedad menor que las resultantes de su inyección intramuscular o intravenosa. Y, además, también es un fenómeno conocido el hecho de que se favorece el desarrollo de la alergia a fármacos con el uso intermitente de aquéllos, como hacen algunas personas con los antibióticos al suspender por su cuenta su administración en el momento en que se encuentran mejor. Si al cabo de los días recaen, volverán a hacer uso del mismo principio activo, por su cuenta y riesgo, con lo cual aumenta la probabilidad de que aparezca una reacción alérgica.

XIX. LOS TEMAS DE PLENA ACTUALIDAD

De noventa enfermedades, cincuenta las produce la culpa y cuarenta la ignorancia.

ANÓNIMO

LAS ALERGIAS SE TRATAN SIEMPRE CON VACUNAS

Fue Edward Jenner, médico inglés del siglo XVIII, quien, de acuerdo con una vieja superstición de su tierra natal, según la cual el padecimiento previo de un proceso similar a la temida viruela y que infectaba primariamente al ganado, la denominada *vaccinia o viruela bovina,* protegía de la viruela humana, llevó a cabo una experiencia singular. En 1796 extrajo pus de una pústula del brazo de una lechera que padecía viruela bovina, colocándolo sobre una escarificación efectuada en el brazo del pequeño James Phipps. Cuando seis semanas más tarde le inoculó al mismo niño linfa de viruela humana, esta nueva dolencia no se produjo. El afamado galeno bautizó a su nuevo método con la palabra *vacunación,* pues en latín la viruela bovina se denomina *vaccinia.* Con independencia del gran avance que la vacunación supuso para la humanidad en el terreno de las infecciones, dicha técnica nada tiene que ver con el desarrollo de las vacunas empleadas por los alergólogos, cuya denominación correcta es la de *extractos hiposensibilizantes* o *inmunoterapia específica.*

En el terreno de la alergología son todavía muchos los médicos y enfermos que tienen una fe ciega en la administración de vacunas antialérgicas, sin llegar a reparar siquiera en sus posibles contraindicaciones y efectos secundarios a largo plazo, que, como sucede con otros tratamientos, siempre pueden estar presentes. De todos modos, la incidencia de reacciones alérgicas graves, como el *shock anafiláctico,* es extremadamente baja y resulta incluso inferior a la originada por otros principios terapéuticos. Sin embargo, dichos *extractos hiposensibilizantes,* elaborados a base de pólenes, ácaros del polvo, hongos microscópicos presentes en el aire (mohos), epitelios de perro y gato, etc., tienen sus indicaciones formales.

En los últimos años hemos asistido al desarrollo de fármacos antialérgicos muy eficaces que, mediante la aplicación de una o dos dosis diarias de un espray nasal o bronquial, permiten controlar de forma adecuada los estornudos, la destilación acuosa o la obstrucción nasal e incluso las crisis asmáticas. Paralelamente, se han comercializado antihistamínicos desprovistos de una acción sedativa significativa, capaces de controlar los síntomas del paciente alérgico durante veinticuatro horas, tras el empleo de una dosis única del medicamento en cuestión. Si a estos enormes progresos terapéuticos en el terreno de la alergología, unimos el hecho de que algunas personas apenas tienen síntomas aunque puedan mostrar unas pruebas cutáneas muy positivas con diferentes alergenos, parece evidente que la prescripción de *vacunas* deberá ser individualizada en función de las características de cada paciente. El campo de aplicación de estos últimos productos se deberá circunscribir a determinadas situaciones:

— Personas que por su profesión mantienen un estrecho contacto con el alergeno: jardineros alérgicos al polen, veterinarios sensibilizados al pelo de los animales, panaderos alérgicos a las harinas de cereales, etc.

— Desarrollo de síntomas intensos, bien sean oculares, nasales o bronquiales (asma), que no se controlan satisfactoriamente con la medicación.

— Existencia de manifiestaciones alérgicas graves, como el asma bronquial, cuando el sujeto se ha sensibilizado a elementos muy abundantes en su medio ambiente. Es lo que sucede en Canarias y otras zonas costeras con los ácaros del polvo doméstico, por existir un clima cálido y la presencia de un elevado grado de humedad atmosférica.

— Personas alérgicas al veneno de abeja o de avispas, que tras recibir picaduras han desarrollado graves reacciones alérgicas, pues el mantenimiento a largo plazo de la administración de extractos elaborados con dichas ponzoñas puede salvarles de nuevos episodios de compromiso vital si vuelven a ser picados.

La adecuada prescripción de vacunas antialérgicas pasa por un buen diagnóstico, que deberá partir de la realización de una buena historia clínica durante la entrevista con el paciente y de la ejecución de las consabidas «pruebas alérgicas cutáneas». Dichos tests diagnósticos deberán ser ejecutados por personal experto, pues sólo una acertada interpretación de los mismos garantizará que la composición de la vacuna va a ser correcta. Efectuamos estas observaciones para que las personas que lleguen a leerlas sean conscientes de la necesidad de consultar sus problemas alérgicos con un buen profesional, que en este caso será un alergólogo experto. Todavía funcionan en nuestro país centros e institutos antialérgicos, donde se le practican al enfermo las pruebas cutáneas y se le fabrica una vacuna casera, sin que tan siquiera un facultativo le haya entrevistado o explorado con la calma que requiere la práctica médica de calidad.

EL CÁNCER ES SINÓNIMO DE MUERTE SEGURA

Hablar globalmente de *cáncer* hoy en día equivale, al margen de la aprensión y el temor que despierta dicho vocablo, a no decir nada concreto. En efecto, la denominación más adecuada para referirse a la multiplicación desordenada de las células que integran los diferentes sistemas y aparatos de nuestro organismo sería «tumor». A su vez, dentro de los tumores deberemos diferenciar los que muestran un crecimiento que se circunscribe a los límites del órgano o región corporal donde se originaron (benignos), de aquellos otros que tienden a expandirse por la vecindad o hacia zonas más alejadas del cuerpo. Surge entonces un nuevo término, denominado *metástasis,* que designaría la siembra a distancia de las células cancerígenas con afectación de tejidos que se hallan alejados del «tumor primitivo». Se sabe que las rutas que utiliza un tumor para metastatizar pueden ser variadas, desde la mera «contigüidad» hasta el uso de vías de más largo recorrido como sucede con la circulación linfática (vasos que drenan la linfa hacia los ganglios linfáticos) y la sanguínea, que está integrada por vasos capilares, venas y arterias.

Por poner un ejemplo más demostrativo pensemos en la existencia de una pequeña verruga sobre la piel de la mama de una mujer, que una vez extirpada por el dermatólogo o el cirujano desaparece definitivamente. Otra posibilidad es que dentro del tejido glandular propio de la mama se desarrolle una tumoración benigna, que tras su extirpación nunca suele volver a dar problemas; el nombre que dan los cirujanos a este tipo de intervención es el de *tumorectomía.* En el supuesto de que se trate de un tumor de bajo grado de malignidad, la curación podrá obtenerse en un elevado porcentaje, intentando mejorar los resultados del acto quirúrgico con el uso de fármacos antitumorales (quimioterapia) y de radiaciones (radioterapia).

Como es fácil deducir de todas estas consideraciones, el término *cáncer* no dice nada *a priori* en relación con la supervivencia del paciente, que siempre vendrá condicionada por las posibles metástasis, con independencia de los riesgos inherentes a la cirugía, la quimioterapia y la radioterapia.

Gracias a los enormes avances de la oncología, que ha dado pasos de gigante en los últimos años, muchos cánceres que en el pasado tenían un pronóstico infausto porque eran mortales resultan ahora totalmente curables.

El mensaje que desde aquí deseamos transmitir es muy sencillo: no se deje dominar si padece un tumor maligno por los temores, las supersticiones, la ignorancia o el consejo del vecino. Acuda lo antes posible al especialista ante la más mínima sospecha de que pueda estar desarrollando un tumor, bien sea de carácter benigno o canceroso, huyendo siempre de «terapias milagrosas» o de «medicamentos curalotodo» que únicamente pretenden satisfacer el afán de lucro de unos pocos. En oncología, como en muchas otras parcelas de la Medicina, lo más importante es el diagnóstico precoz. Jamás la palabra *cáncer* deberá suponer una sentencia de muerte para nadie, en tanto no se valoren las circunstancias de cada paciente y de su situación particular. Pero, además, no resulta acertado desconfiar de los especialistas españoles, entre los cuales se encuentran algunos punteros, porque alguien nos dice que en tal centro de Estados Unidos o de otro país extranjero curan tumores que aquí no tienen solución alguna.

Todo el mundo ronca normalmente

El mero hecho de roncar, que consiste en hacer ruido cuando se duerme por el desarrollo de una respiración violenta, puede ser la única manifestación de una enfermedad con riesgos potenciales. No en vano establece el refranero popular, al referirse a esta situación, la siguiente sentencia: «Yo que duermo, a todos doy mal sueño.»

Ni todo el mundo ronca, ni el acto de roncar puede considerarse siempre inofensivo. El ronquido es un ruido que se origina durante el sueño debido a la vibración del velo del paladar por la corriente de aire que penetra a su través con la respiración. La ingestión de bebidas alcohólicas, la toma de tranquilizantes y antihistamínicos sedativos (se emplean para los procesos alérgicos), la posición inadecuada del cuello al acostarse o el mero hecho de dormir boca arriba pueden favorecer su aparición. En los roncadores existe el riesgo de que la relajación de la musculatura de la lengua facilite su caída hacia atrás, con la consiguiente obstrucción y dificultad para la llegada del aire a los pulmones. Estos episodios de falta de respiración (apnea), cuando son muy frecuentes o prolongados, pueden llegar a comprometer la vida del sujeto.

La obstrucción de las fosas nasales por la presencia de vegetaciones, pólipos, tumores, rinitis crónicas o un simple resfriado también contribuyen de forma significativa para que el ronquido haga acto de presencia. Asimismo, enfermedades generales como la disminución de la función tiroidea (*hipotiroidismo*) y determinadas afecciones musculares raras (*miastenia gravis, distrofias musculares*) pueden ser la causa de tan incómodo fenómeno.

Charles Dickens, en su obra *Los papeles póstumos del Club Pickwick,* describe la asociación entre obesidad y ronquido en la persona del rubicundo cochero Joe. El así denominado *síndrome de Pickwick* suele caracterizarse por somnolencia diurna, ya que los sujetos que lo padecen no descansan como es debido durante la noche, sufren dolores de cabeza matutinos con sensación nauseosa y de embotamiento acompañante, así como ronquidos nocturnos. La complicación más importante de dicho trastorno es la aparición durante el sueño de pausas de la respiración (apneas), de más de 10 segundos de duración, a veces con una frecuencia superior a 20 por hora. Tras la pausa se produce un ligero despertar y el paciente vuelve a desarrollar su ronquido habitual. Durante dichos ceses de la respiración puede haber graves alteraciones en la oxigenación de la sangre y de los tejidos corporales, con presencia de peligrosos cambios en el ritmo cardíaco normal e incremento a largo plazo de la tensión arterial. De cara al tratamiento, el paciente deberá dormir de lado y con la cabecera de la cama algo elevada, practicar ejercicio físico adecuado a su edad y condiciones y seguir una dieta que le permita hacer frente a su obesidad. También existen Unidades Hospitalarias de Sueño destinadas a realizar complicados registros electrónicos (*estudios polisomnográficos*) de diversas funciones corporales que pueden verse comprometidas en los diferentes trastornos del sueño. El paciente acude a las mismas para dormir una noche, efectuándose una monitorización de su actividad cardíaca (*electrocardiograma*) y cerebral (*electroencefalograma*), así como de la concentración de oxígeno que existe en su sangre durante el sueño.

Algunas personas con desviación acentuada del tabique nasal recurren a la automedicación mediante la aplicación diaria nocturna de gotas descongestivas para respirar mejor y evitar el ronquido; el alivio momentáneo que obtienen no está compensado con la posibilidad de desarrollar a largo plazo una rinitis pertinaz, por abuso de los nocivos vasoconstrictores que contienen en su formulación. En los últimos años se han mostrado eficaces los aparatos de presión continua positiva nasal (CPAC), que consisten en unas mascarillas que introducen aire a presión a través de las fosas nasales, para evitar el cierre de las vías aéreas. También existen técnicas quirúrgicas muy especializadas a nivel de la garganta y el paladar, que sólo practican algunos otorrinolaringólogos expertos cuando fracasan las medidas más conservadoras.

Los enormes costes sociales y económicos derivados del consumo de tabaco a escala mundial han llevado a la Organización Mundial de la Salud a dedicar el día 31 de mayo a la celebración del Día Mundial sin Tabaco. Se ha demostrado que la nicotina es una sustancia capaz de crear una adicción tan intensa como la derivada del consumo de heroína, pero además existen pocos agentes tóxicos capaces de afectar a un número tan elevado de sistemas y aparatos de nuestro organismo. Las expectativas de vida en los fumadores son menores que las de los no fumadores, y en un alto porcentaje se desarrollan afecciones crónicas del aparato respiratorio como la bronquitis y el enfisema pulmonar, anginas de pecho e infartos de miocardio, gastritis y úlceras gastroduodenales, procesos cancerosos de diversa localización, etc.

En ocasiones los adictos a la nicotina aducen razones banales para continuar fumando. En este sentido, son muchos los fumadores que tienen la convicción de que si abandonan el hábito engordarán en exceso. Dicha idea data de 1930, cuando una marca norteamericana de cigarrillos emprendió una campaña publicitaria dirigida a los individuos que estaban siguiendo alguna dieta mediante el siguiente mensaje: «Tome un Lucky en lugar de un dulce.» En efecto, fumar acelera el metabolismo, y se ha demostrado en varios estudios que la gente fumadora pesa de dos a cinco kilos menos que la no fumadora, de su misma talla y edad. Asimismo, el tabaco ejerce una acción inhibidora sobre la sensación de apetito. Como pueden suponer nuestros lectores, existen métodos más adecuados para obtener una reducción razonable del peso corporal, sin exponer a nuestro cuerpo a riesgos innecesarios.

Muchos fumadores desean descargar su culpabilidad, basándose en el hecho de que al fumar puros o en pipa no se tragan apenas el humo. Está demostrado que este tipo de sujetos muestra una mayor incidencia de cáncer de labios y de boca por las elevadas temperaturas a que someten las delicadas mucosas que recubren dichas estructuras. Pero además, puesto que la nicotina se absorbe y pasa al torrente circulatorio en un breve lapso de tiempo, el mero hecho de no aspirar el humo en profundidad tampoco podrá librarnos de sus efectos.

Asimismo, está ampliamente demostrado que los fumadores tienen mayor propensión a padecer infecciones respiratorias que los no fumadores. De hecho, procesos tan banales para la población general como el resfriado común o la gripe pueden complicarse en fumadores con cuadros más graves como las neumonías y bronconeumonías. Téngase en cuenta que diversas sustancias irritantes contenidas en el humo de los cigarrillos alteran la movilidad normal de los cilios que existen en la superficie de las células de la mucosa respiratoria. Dichas estructuras actúan igual que los pelos de un pincel, efectuando un «barrido» de los diversos gérmenes y cuerpos extraños que penetran durante la respiración, y desplazándolos hacia la garganta para su deglución y posterior inactivación por los jugos gástricos. Para llevar a cabo dicha operación se sirven de la capacidad adherente de la capa de moco que reviste las mucosas de las fosas nasales, la tráquea y los bronquios.

En relación con las afirmaciones efectuadas por algunos profesionales de la salud, y corroboradas un tiempo después por el director general de la Tabacalera en nuestro país, es preciso establecer algunas matizaciones. Sostener que el tabaco protege del desarrollo de ciertas inflamaciones crónicas del intestino o de la llamada *parálisis agitante,* nombre con que bautizó el médico británico James Parkinson en el siglo XIX a la enfermedad que en la actualidad lleva su nombre y que produce un temblor característico, resulta muy arriesgado.

Se ha afirmado que la enfermedad de Parkinson es

mucho más frecuente en sujetos no fumadores, pero conviene tener claro que los fumadores que la padecen comienzan con síntomas a la misma edad que los no fumadores. Dentro de las afecciones inflamatorias intestinales destacan la *colitis ulcerosa* y la *enfermedad de Crohn,* que se caracterizan básicamente por la aparición de diarrea, sangrado y dolor abdominal en las personas que las padecen. En el caso de la enfermedad de Crohn sabemos que el tabaquismo incrementa de forma clara el riesgo de padecer dicho proceso. Respecto a la colitis ulcerosa han aparecido algunos estudios en los últimos años que defienden la eficacia de los *parches de nicotina,* los mismos que se emplean para combatir la adicción al tabaco, con el fin de evitar nuevos brotes de la enfermedad. La aportación más reciente en este sentido se deriva de un nuevo estudio conjunto efectuado por investigadores de la Universidad de Gales, del Instituto de Psiquiatría Maudsley de Londres y del Leigh Infirmary Center de Manchester. Estos expertos demuestran la ineficacia de la nicotina para el tratamiento de la colitis ulcerosa, y se ha publicado el resultado de sus observaciones en una de las revistas médicas más prestigiosas del mundo, *The New England Journal of Medicine* *.

Las cremas anticelulíticas son eficaces

Los acúmulos localizados de grasa, denominados popularmente *celulitis,* se han convertido en una de las obsesiones de la mujer actual en los últimos años. En el sexo femenino su aparición es más frecuente en la zona de las nalgas, caderas y parte alta de los muslos, mientras que en los hombres la celulitis es mucho más rara y suele evidenciarse en el cuello o «papada» o en el abdomen en forma de «michelines». Atractivos mensajes publici-

* Núm. 332, 1995, pp. 988-992.

tarios como «Adiós a la celulitis», «Gústate a ti misma olvidándote para siempre de las cartucheras» y similares consiguen que las consultas a los institutos de belleza y esteticistas por este tipo de problemas sean muy comunes.

Si bien es verdad que una mujer que siga a rajatabla una dieta para adelgazar, difícilmente conseguirá eliminar el tejido adiposo depositado en sus miembros inferiores, no es menos cierto que hoy por hoy sólo la cirugía puede aportar una solución definitiva en este sentido.

Entre los tratamientos conservadores que se recomiendan para aminorar la celulitis destacan, entre otros, los masajes, la aplicación de vendas impregnadas con ciertos productos y la *mesoterapia,* que consiste en inyectar sustancias en la piel capaces de mejorar la circulación venosa y linfática. La eficacia de este tipo de técnicas no se halla claramente contrastada. En el terreno de la cirugía estética existe la *dermolipectomía* (extirpación de los acúmulos de grasa) y la *liposucción* (extracción mediante aspiración del tejido adiposo).

Las técnicas quirúrgicas anticelulíticas al uso son muy variadas, pero en manos expertas tienen en común el resultado final, puesto que el número de células grasas o adipocitos de que disponemos es fijo a partir de la pubertad, con lo cual lo único que aumenta o disminuye es el contenido de material lipídico que almacenan en su interior; tras la cirugía los referidos acúmulos no volverán a salir. Las alternativas al tratamiento quirúrgico son muy diversas, llegándose a recomendar el empleo de costosas cremas elaboradas a base de algas y «sustancias disolventes de las grasas». Como en el caso de otras muchas afecciones cutáneas, sus resultados se sustentan en agresivas campañas de marketing, que lo único que pretenden en realidad es hacer efectivo el fin último de la publicidad: *vender.*

Combatir la celulitis por vía transcutánea es imposible, puesto que si los acúmulos de grasa se localizan en capas muy profundas una crema no logrará llegar a ese nivel. Algo parecido sucede con las cremas de cosmética que basan su eficacia en el «efecto antioxidante de las vitaminas A y E», puesto que la piel no es capaz de beneficiarse de dicha acción, ya que su nutrición se efectúa desde dentro, a partir de las sustancias que se ingieren en la alimentación. La piel, al igual que el resto de los órganos, es autosuficiente para asegurar su nutrición y buen estado cuando se encuentra sana.

Los aditivos alimentarios son un veneno

El uso de sustancias para conservar los alimentos se remonta a la Edad de Bronce. La sal fue el primer agente de tipo químico utilizado para tal fin, pues posee una importante acción antimicrobiana, ya que deseca los alimentos y enlentece el crecimiento bacteriano. Gracias a los progresos de la ciencia se han ido incorporando a la industria alimentaria otros procedimientos cada vez más sofisticados, como la deshidratación, que puede efectuarse por congelación al vacío (*liofilización*), la ultracongelación, el empleo de envases al vacío, etc. Probablemente sean la pasteurización, un original método de esterilización ideado por Luis Pasteur, y la invención del bote de hojalata por el inglés Peter Durand en 1810 dos de las innovaciones más destacadas.

Los aditivos son sustancias que se añaden de manera intencional a los alimentos, a los medicamentos y a los cosméticos para modificar sus características organolépticas, con el fin de que puedan mantener sus propiedades y actividad. Si bien con simples medidas de aislamiento, como el hecho de guardar los alimentos en un lugar fresco y seco, podemos protegerlos de algunos de sus potenciales agresores, no sucede así en el caso de la exposición al oxígeno atmosférico y a los diversos virus, bacterias y demás elementos infecciosos del medio ambiente.

Las enfermedades relacionadas con la administración de aditivos son poco frecuentes, y en el caso de las afecciones alérgicas tan sólo en una minoría de casos existe una relación directa de aquéllos con procesos como la urticaria (erupción de ronchas o habones) o el edema angioneurótico (hinchazón cutánea localizada).

Debemos tener en cuenta además que algunos colorantes son de origen natural, como las clorofilas o pigmentos extraídos de las hojas de distintas especies vegetales, que se caracterizan por su color verde. Lo mismo sucede con el betacaroteno, otro pigmento que se halla en los huevos, las zanahorias y otros vegetales, con una elevada tasa de vitamina A.

Pero quizás sea la tartracina (E-102 o FD&C Yellow n.º 5), un colorante sintético de color amarillo-naranja, uno de los más traídos y llevados en cuanto a su posible toxicidad. En realidad, se precisa una amplia absorción intestinal para que sea capaz de producir reacciones alérgicas. Dicho colorante es uno de los más utilizados en todo el mundo, no debiéndose olvidar el uso generalizado que se hace en España de la tartracina para colorear las paellas. Desde 1987, la legislación española obliga a que en los prospectos de los medicamentos o en los envases de los alimentos que contienen tartracina figure el siguiente mensaje: «Puede causar reacciones de tipo alérgico en determinados individuos, especialmente los sensibles al ácido acetilsalicílico.» Sin embargo, para los expertos no existen claras evidencias en la actualidad de que se deba prohibir la aspirina a los pacientes que han desarrollado rinitis o asma bronquial de forma indiscriminada. Aunque durante bastante tiempo algunos alergólogos han mantenido que los pacientes con reacción frente a los analgésicos derivados del ácido acetilsalicílico (aspirina) o aquellos que padecían urticaria crónica debían llevar una dieta exenta de tartracina y otros colorantes similares, en la actualidad se sabe que este tipo de sustancias son raramente responsables de crisis asmáticas, hinchazón de la piel o erupción de ronchas.

Como veremos a continuación, en ocasiones los aditivos que se mezclan con los alimentos aportan beneficios innegables. Hace más de cien años, cuando se observó que la sal era la responsable de que ciertas partes de los productos cárnicos adquiriesen un tono rosado, debido a su contenido en nitrito sódico, comenzó a añadirse dicho elemento nitrogenado a las carnes curadas para mejorar su aspecto. Desde entonces, en la industria charcutera y de los salazones se emplean con profusión los nitratos y nitritos, y aún no se ha logrado sustituir por otros compuestos, debido a su eficacia demostrada para inhibir el crecimiento del bacilo productor del botulismo y de otras bacterias como el estafilococo. Ambos gérmenes pueden dar lugar a la aparición de graves intoxicaciones, capaces de poner en peligro la vida de la persona afectada.

Pero a finales de la década de los sesenta se descubrió que los nitritos, al combinarse con las aminas biológicas, forman nitrosaminas, las cuales pueden resultar cancerígenas. A su vez, se han aislado nitrosaminas en el vino, la cerveza, los cosméticos e incluso en las tetinas de los biberones infantiles. Por otra parte, la formación de nitrosaminas tras la ingestión de alimentos ricos en nitritos y nitratos puede verse favorecida si el paciente está en tratamiento con ciertos fármacos. Asimismo, se sospecha que la mayor incidencia de cáncer esofágico entre los bantúes se debe a la costumbre de los miembros de dicha tribu de cuajar la leche con zumo de algunas frutas ricas en nitrosaminas. Sin embargo, un aporte regular de vitamina C puede contribuir a evitar que las aminas se combinen con los nitritos en nuestro organismo, impidiendo la formación de las temidas nitrosaminas. Propablemente, y aunque se desconoce la cantidad exacta de vitamina C necesaria para desactivar una determinada dosis de nitritos en el estómago humano, un simple vaso de zumo de naranja contiene una tasa suficiente de ácido ascórbico capaz de contrarrestar los efectos indeseables de los nitritos. En realidad, y al margen de los datos que se derivan de la experimentación animal, no se ha podido demostrar de manera concluyente que las nitrosaminas sean cancerígenas para el ser humano. Puesto que vivimos en un mundo donde los nitritos y los nitratos son muy ubicuos, es una buena medida de educación sanitaria transmitir a la población la necesidad de tomar zumo de naranja o de limón acompañando a las salchichas, embutidos, carnes preparadas y ahumados de pescado.

En 1970 se publicó un trabajo en la revista *Science,* que hacía referencia a la aparición de tumores vesicales en ratas a las que se administraba una mezlca de sacarina y ciclamatos. Los medios de comunicación divulgaron la noticia, cundiendo la alarma entre la población, sobre todo en pacientes diabéticos. La realidad del asunto es que la dosis empleada en los mencionados experimentos era elevadísima (50 veces superior a la recomendada en humanos para ciclamatos y 94 veces superior para la sacarina). La realización de nuevos trabajos con otras dosis diferentes de estos edulcorantes no ha conseguido demostrar la relación comentada, y de hecho así lo ratificó un comité de expertos de la OMS y la FAO el año 1982.

El aspartamo es otro edulcorante que químicamente deriva de los aminoácidos L-aspártico y L-fenilalanina. Tiene la ventaja de poseer un poder endulzante doscientas veces superior al de la sacarosa, y aunque aporta las mismas calorías que aquélla (4 por gramo), se utiliza por parte del organismo en cantidades muy pequeñas; en consecuencia, se produce una reducción calórica notable. El aspartamo no es apto para el consumo en personas portadoras de una rara enfermedad, la *fenilcetonuria,* ya que puede incrementar los niveles plasmáticos de fenilalanina. Consumido en cantidades razonables, el aspartamo resulta seguro para su uso por la mayoría de la población.

Es innegable que en muchos aspectos los aditivos alimentarios han mejorado la calidad de vida, al actuar sobre el color y el sabor de ciertas comidas y bebidas, minimizando además el riesgo de putrefacción y descomposición natural de los alimentos que ingerimos.

XX. PRIMEROS AUXILIOS. LA SERENIDAD ES TERAPIA

El accidente no es accidental, el accidente es evitable; hay una vacuna contra el accidente, y esa vacuna es la educación sanitaria.

ORGANIZACIÓN MUNDIAL DE LA SALUD

LA PASTA DE DIENTES ES BUENA PARA LAS QUEMADURAS

Denominamos *quemadura* a un tipo especial de herida provocada por la aplicación de una fuente de calor sobre nuestra piel, tras el contacto con agentes térmicos, químicos, radiactivos o eléctricos. El término *escaldadura* hace alusión a las quemaduras originadas por el contacto con líquidos hirviendo o vapor caliente.

En función de la profundidad de las quemaduras, se distinguen tres tipos:

— Primer grado. Afectan únicamente a la epidermis (capa más superficial de la piel). Su prototipo es el enrojecimiento cutáneo por exposición a la luz solar, que produce leve sensación de ardor, tirantez y escozor. Desaparece en siete o diez días, sin dejar ningún tipo de lesión residual.

— Segundo grado. Pueden comprometer la porción superficial o profunda de la dermis, que es la capa de la piel donde asientan los vasos sanguíneos y las principales terminaciones nerviosas, distinguiéndose por la formación de ampollas de contenido líquido. Las superficiales se resuelven en unas tres semanas sin secuelas, pero las profundas pueden dejar cicatrices y tardan más en sanar.

— Tercer grado. Destruyen completamente todo el espesor de la piel y por lo general dejan cicatrices retráctiles.

Existe una tendencia muy acusada a emplear remedios caseros de lo más variopinto para aliviar el dolor y las molestias que acompañan a las quemaduras, que en la mayoría de los casos pueden tener una acción nociva. Así, el aceite u otros tipos de sustancias oleosas como la mantequilla favorecen la proliferación de las numerosas bacterias que anidan de forma natural en nuestra piel. Pero además este tipo de grasas impide la adecuada limpieza de la región lesionada y favorece la maceración de la piel. Los dentífricos están elaborados mediante la combinación de sustancias muy diversas como antisépticos, flúor, saborizantes, elementos abrasivos para favorecer el desprendimiento de la «placa dental bacteriana», etc. Por ello, la pasta de dientes puede contribuir a irritar mucho más la piel, una vez que se ha producido una quemadura. Muy atrás quedaron ya prácticas tan ancestrales como las de los primitivos cirujanos aztecas que cubrían las quemaduras con cataplasmas de ciertas frutas tropicales como el «nopal» o «tuna», mezcladas con miel y yema de huevo.

La primera medida ante cualquier tipo de quemadura es aplicar agua fría, sumergiendo la zona afectada en un recipiente adecuado o manteniéndola un tiempo debajo de un grifo abierto. De esta manera aliviaremos el dolor y arrastraremos los restos de suciedad que puedan existir en torno a la zona quemada. Cuando la superficie corporal lesionada es extensa, se introducirá a la persona en una ducha de agua fría. Después, el sujeto que va a realizar la cura se lavará minuciosamente las manos con agua y jabón, desinfectará la superficie quemada con una solución antiséptica como la povidona yodada (Betadine) y la cubrirá con compresas o gasas impregnadas de vaselina estéril. No es aconsejable romper o pinchar las ampollas por el riesgo de infección que conlleva esta maniobra. El uso de ciertas pomadas antibióticas, como las que contienen neomicina, podría dar lugar a reacciones alérgicas en personas previamente sensibilizadas.

Por último, conviene tener presente que los «remedios caseros» aplicados sobre quemaduras se absorberán con mayor facilidad, al encontrarse la piel inflamada y en consecuencia más permeable, por lo que siempre conviene recurrir a las cremas y productos de aplicación tópica prescritos por el médico. Los más usuales son los elaborados a base de cortisona, que si se aplican durante períodos de tiempo no muy prolongados carecen de efectos secundarios y poseen una gran eficacia.

Hay que huir a toda costa del empleo de ciertas cremas y pomadas que contienen antihistamínicos en su composición, para tratar las quemaduras y en general cualquier tipo de inflamación cutánea. Dichos fármacos son muy empleados por vía oral para el tratamiento de los procesos alérgicos, pero aunque pueda parecer una paradoja resultan potencialmente peligrosos al ser aplicados directamente sobre la piel. Un ejemplo típico, que muestra su nocividad, sería el de la quemadura provocada por haberse expuesto demasiado tiempo al sol en la playa. Al acudir al botiquín más cercano recibe tratamiento con una crema de Fenergan (prometacina) o similar, con lo que en breve observa un empeoramiento de sus síntomas derivados de la «quemadura solar». En efecto, los antihistamínicos utilizados de esta manera sufren una alteración en su composición al reaccionar con los rayos solares, originando de forma secundaria una *fotodermatitis alérgica de contacto.*

Cuando alguien se atraganta hay que golpearle en la espalda

La asfixia por atragantamiento es una situación de extrema urgencia que tiene lugar cuando aparece un obstáculo en las vías respiratorias al paso del aire, como sucede con los cuerpos extraños y determinados alimentos. El atragantamiento se presenta habitualmente cuando una persona está masticando un alimento o lo empieza a deglutir y con motivo de una distracción, un ataque de risa o un acceso de tos seguido de una inspiración profunda el bolo alimenticio se detiene en la garganta. Al bloquearse la entrada del aire a la laringe, el paciente sufre una congestión de la cara, seguida de la aparición de un color amoratado en la misma e incluso de la pérdida del estado de consciencia. Si el individuo no logra expulsar por sí mismo el alimento o no recibe la ayuda de algún otro acompañante o profesional sanitario, la muerte puede sobrevenir en minutos.

Los niños, por su ingenuidad y desconocimiento de los peligros que pueden acecharles, tienen tendencia a introducir objetos en la boca en sus primeros años de vida. En este aspecto, la mala costumbre de algunos adultos de ofrecer a los más pequeños caramelos o frutos secos puede suponer la aspiración ocasional de los mismos hacia las vías respiratorias. En los adultos suelen ser los trozos de carne demasiado gruesos o los huesos de algunos frutos, los responsables con mayor frecuencia de los atragantamientos. Este tipo de problema puede presentarse en los restaurantes, llegando a confundirse en ocasiones con posibles infartos de miocardio o anginas de pecho, debido a la actitud del paciente que tiende a llevarse las manos a la garganta. Por ello se ha acuñado para definir el cuadro el término de *síndrome café-coronario.*

En las personas que por diversos motivos padecen trastornos de la motilidad del esófago puede haber cierta tendencia a sufrir atragantamientos. Una vez superada la fase de asfixia que acompaña a tan dramática situación, ciertos alimentos como los trozos de carne pueden quedarse impactados en el esófago. La aparición de dolor en la deglución y la sensación de opresión detrás del hueso situado en la parte media del tórax (*esternón*) deberán hacer sospechar dicha eventualidad. En ocasiones, los especialistas en introducir tubos flexibles por el esófago a través de la boca (*endoscopistas*) instilan en su interior unas gotas de una sustancia llamada «papaína» para reblandecer el trozo de carne y facilitar su despegamiento. Curiosamente, dicho elemento de origen vegetal se extrae de un fruto tropical bastante común en algunos países, la papaya, manifestando algunos sujetos alergia a la misma.

Una costumbre tan extendida como el golpeteo de la espalda del atragantado con la palma de la mano es capaz de agravar más la situación en ciertos casos. Otra conducta bastante común que puede empeorar el estado de una persona que se ha atragantado consiste en hacerle deglutir un poco de miga de pan, con lo cual el bloqueo que se produce a nivel de la garganta puede llegar a ser mayor.

Cuando alguien se está asfixiando con motivo de un atragantamiento, el familiar, acompañante o cualquier persona que se encuentre en el lugar de los hechos deberá dar los siguientes pasos:

— Si es un niño de corta edad, le agarrará por los tobillos con una mano, colocando su cabeza boca abajo para golpearle la espalda con la mano contraria. Las percusiones deberán ser breves y decididas.

— Si se trata de un adulto, lo más eficaz es colocarse detrás de él, rodear su cintura con ambos brazos y situando el puño de una mano encima del ombligo y la otra mano sobre el puño anterior ejercer una presión muy brusca en el abdomen con un golpe en dirección al músculo que separa el tórax del abdomen (diafragma). Esta es la llamada *maniobra del doctor Heimlich,* un médico de la Universidad de Harvard que ha salvado ya a muchas personas de morir atragantadas. Una persona que se encuentre sola y note que sus vías respiratorias se obstruyen de forma súbita por un cuerpo extraño también puede poner en práctica la referida maniobra, reclinándose sobre el respaldo de una silla y efectuando una presión firme del tórax sobre el mismo.

Todas las medidas recomendadas para intentar solucionar un atragantamiento tienen un alto grado de eficacia, pero en caso de que no surtan efecto se deberá solicitar asistencia médica urgente de inmediato, pues la vida de la posible víctima está en juego. Siempre conviene evitar la realización de maniobras intempestivas, como la introducción de los dedos en la boca de la persona que sufre un atragantamiento, pues este tipo de acciones puede favorecer el enclavamiento a nivel de la garganta o de la tráquea del alimento o cuerpo extraño.

Conviene saber que las partículas alimenticias y demás cuerpos extraños que no llegan a obstruir las vías respiratorias altas pueden pasar al interior de los bronquios, alcanzando secundariamente el pulmón. Esta es una situación que puede afectar a personas con trastornos del estado normal de consciencia, a los ancianos cuyos dientes se desprenden y son aspirados durante el sueño nocturno y a los niños por su costumbre de introducir objetos dentro de la boca. Días después de que se produzca el accidente puede aparecer tos, fiebre y malestar general, debido al desarrollo de una infección de las vías aéreas inferiores (neumonía). Es una situación grave, que puede llegar a comprometer la vida, precisando entonces el paciente la introducción de un tubo dotado de un sistema óptico adecuado para extraer el cuerpo extraño (broncoscopio). Este tipo de intervenciones las suelen efectuar los cirujanos de tórax y los especialistas en enfermedades respiratorias o neumólogos.

La mercromina es buena para las heridas

La toxicidad del mercurio es conocida desde la más remota antigüedad, al igual que su uso en medicina con fines diversos. A excepción del cinabrio, que es la forma de presentación del mercurio como mineral en la naturaleza, los restantes derivados mercuriales son bastante tóxicos. Por ello se ha abandonado el empleo de productos como el cloruro mercurioso (calomelanos), que tuvo su época en la terapéutica médica como diurético y purgante.

Hoy en día los agentes mercuriales siguen utilizándose en las heridas con fines desinfectantes, como sucede con la mercromina o mercurocromo, aunque cada vez menos por existir alternativas más seguras de cara a evitar efectos indeseables. La coloración rojiza que posee este tipo de antisépticos contribuye a ocultar bajo la misma el aspecto de las heridas donde se aplican, impidiendo su visualización para vigilar el desarrollo de una eventual infección y el proceso de cicatrización. Por otra parte, se ha podido demostrar que dichos derivados del mercurio son un buen caldo de cultivo para una serie de gérmenes potencialmente nocivos, los cuales podrían colonizar el tejido de las heridas en donde fueron pincelados.

Pero el principal inconveniente de la mercromina y otros medicamentos afines, como el thimerosal o merthiolate, es su tendencia nada despreciable a producir reacciones alérgicas. Este tipo de efectos adversos pueden quedar restringidos al punto de aplicación (*dermatitis alérgica de contacto*), pero también se han descrito episodios graves con participación no sólo de la piel, sino también de los aparatos digestivo y respiratorio. Aunque resulte infrecuente, algunos sujetos muy sensibilizados pueden llegar a presentar tras el contacto con la mercromina o el mercurocromo a nivel cutáneo un episodio severo de reacción alérgica generalizada por descenso de la tensión arterial (*shock anafiláctico*).

Desde finales del siglo XV hasta el descubrimiento de las sulfamidas a principios del XX el uso de mercuriales para el tratamiento de infecciones tan graves como la sífilis estuvo muy difundido. Pero este tipo de hechos es ya historia, por lo cual no se justifica el empleo actual de la mercromina y otros fármacos afines. La clásica tintura de yodo, descubierta casualmente por Courtois en 1812 en París al verter ácido sulfúrico en lejías obtenidas a partir de las cenizas de unas algas marinas llamadas sargazos, tiene una eficacia demostrada como antiséptico. Su principal inconveniente es que suele producir picor e irritación de la piel y por ello tiende a evitarse su empleo. Se han desarrollado otros productos yodados que liberan el principio activo de manera gradual, por lo que escuecen menos y además manchan poco, destacando a este respecto la «povidona» (Betadine). Dicho antiséptico es un magnífico sustitutivo de la clásica mercromina, y a diferencia de aquélla el riesgo de producir una reacción alérgica prácticamente no existe.

La saliva es un buen desinfectante para las heridas

La saliva es una secreción cuyos principales componentes son el agua, moco, un fermento o enzima denomiando *ptialina,* que interviene en el proceso de la digestión, así como una sustancia llamada lisozima con acción desinfectante. Precisamente fue el médico escocés Alexander Fleming, descubridor de la penicilina, quien primero se dio cuenta del poder antiséptico que poseía la saliva. En el hospital Saint Mary's de Londres, donde trabajaba Fleming, se intentaba obtener entre los años 1920 y 1930 algún elemento natural dotado de propiedade antiinfecciosas. Por uno de esos avatares del destino este sagaz investigador contrajo un resfriado en 1922, y aprovechó para poner en contacto una gota de su moco nasal con los microbios presentes en una placa de vidrio de su laboratorio, tras repetidos intentos fallidos con otras sustancias que carecían de acción antibacteriana. Al comprobar cómo la gota de mucosidad había sido capaz de eliminar casi todos los microorganismos de la placa de cultivo, Fleming quedó gratamente sorprendido. Pero cuando examinaba con detenimiento dicha placa de vidrio que estaba repleta de unas bacterias de color amarillento, una lágrima cayó en la misma, encontrando al día siguiente un hueco en el lugar donde había caído dicha secreción ocular. En efecto, tanto la mucosidad nasal como la lágrima contenían un principio activo capaz de destruir las bacterias con rapidez (lisis), por lo que Fleming bautizó al mismo con el nombre de *lisozima.* Probablemente, otro científico menos observador hubiera arrojado la placa de cultivo al contenedor de basura, una vez que la lágrima se hubiese depositado en su superficie. Pero en la persona de Fleming existía un atributo esencial que Louis Pasteur ya destacó con la siguiente afirmación: «En los campos de la observación, el azar favorece sólo a la mente preparada.»

En cuanto al poder bactericida de la lisozima, el propio Fleming se percató de su poca importancia práctica, pues los gérmenes que mataba eran relativamente inofensivos. Por ello la saliva puede ser portadora de microorganismos transmisibles de persona a persona, como sucede con el virus productor de las paperas o el que origina la mononucleosis infecciosa, también llamada enfermedad del beso, una afección que produce inflamación de las amígdalas (anginas), fiebre y aumento de tamaño de los ganglios linfáticos situados en el cuello. Los jóvenes son los más afectados por dicha infección vírica, para la que no existen medidas preventivas eficaces, pues algunas personas son portadoras del virus por períodos prolongados tras haber pasado la mononucleosis, pudiendo contagiar a otros sujetos sanos mediante las minúsculas gotitas de saliva que son eliminadas de forma natural con la respiración, al hablar, al toser, etc. Sería de gran utilidad disponer en el futuro de una vacuna eficaz frente al virus que origina la mononucleosis, ya que en ocasiones el cansancio y la depresión que acontecen en la fase de convalecencia de dicho proceso son causas importantes de absentismo escolar y laboral. Por otra parte, existe una complicación poco usual en la mononucleosis, que es la rotura del bazo cuando se inflama en el curso de la referida infección, pero cuyas consecuencias pueden ser desastrosas para el paciente al producir una grave hemorragia interna.

Cuando la piel se abre con motivo de la presencia de una herida, las bacterias del medio ambiente penetran en su interior para contaminarla. Sería erróneo proceder a incrementar el riesgo de infección mediante la introducción en el foco lesional de gérmenes presentes en la saliva.

Una buena prueba de que la saliva contiene gérmenes nocivos la encontramos en el hecho de que en los últimos años los dentistas han incrementado sus medidas de protección mediante el uso de mascarillas y gafas adecuadas, pues en la saliva de sus pacientes es posible que se alberguen partículas de virus como los de la hepatitis B y C, que a largo plazo pueden inducir numerosas complicaciones.

El poder terapéutico de la saliva ha calado hondo en el mundo del curanderismo y de los remedios populares, aunque sin una base científica demostrada. Dichas propiedades obedecen más a una elevada carga de simbolismo, como sucede cuando el evangelista San Marcos relata en el Nuevo Testamento las curaciones de un ciego y un sordomudo realizadas por Jesucristo ayudándose de la secreción salival.

EN LAS HEMORRAGIAS NASALES HAY QUE INCLINAR LA CABEZA HACIA ATRÁS

La hemorragia procedente de la rotura de un vaso en el interior del apéndice nasal recibe el nombre de *epistaxis.* Se trata de un proceso generalmente banal, pero en ocasiones puede obligar a solicitar asistencia médica urgente, habida cuenta de que los vasos que irrigan la mucosa nasal son ramas de dos gruesas arterias situadas en el cuello: las carótidas externa e interna.

La prominencia natural de los huesos nasales hace que esta región de la cara se halle bastante expuesta a traumatismos, por lo que un golpe o un estornudo fuerte pueden originar la presencia de sangrado. Generalmente, el problema desaparecerá en 5-15 minutos, que es el tiempo necesario para que se forme un coágulo.

En ocasiones, las epistaxis son la expresión de una enfermedad general del organismo, como sucede con el aumento de la presión arterial o ciertos trastornos de la coagulación. Entre las causas locales más comunes de hemorragia nasal figuran la sequedad excesiva de la mucosa que tapiza por dentro las fosas nasales, su inflamación (rinitis) como consecuencia de un proceso alérgico, infeccioso (resfriado) o de otro origen, la costumbre de hurgarse con los dedos en la nariz, etc.

Medidas tan sencillas como el lavado frecuente de las fosas nasales con agua de sal o suero fisiológico, la aplicación en su interior de una pomada con vaselina o la colocación en el ambiente de un humidificador pueden ayudar a prevenir el sangrado en aquellas personas que padecen *rinitis seca.*

Las medidas básicas que se deben adoptar ante una epistaxis son el reposo absoluto del paciente, mantener el cuerpo erguido y ligeramente inclinado hacia delante, con la boca abierta para que pueda expulsar la sangre y no la trague, ejercer una presión sobre ambas alas de la nariz durante unos minutos y aplicar compresas frías en la zona. Si a pesar de todo persiste la hemorragia, se puede efectuar un taponamiento casero mediante gasas impregnadas de agua oxigenada, solicitando a continuación los cuidados de un otorrinolaringólogo.

Si se pretende detener una hemorragia nasal inclinando la cabeza hacia atrás, se evitará que la sangre escurra hacia delante, pero el fluido vital discurrirá a través de la garganta hacia el estómago. En consecuencia, *a posteriori* pueden aparecer náuseas y vómitos, que contribuirán a alarmar al paciente.

La costumbre popular de recomendar la aplicación de hielo, compresas frías o una llave metálica sobre la nuca para detener la hemorragia posee la misma eficacia que recurrir al tradicional remedio británico de anudar un pañuelo rojo alrededor del cuello. Los mitos populares en este sentido llegan en ocasiones al extremo de lo absurdo, como sucede en algunas zonas rurales, donde recomiendan que si a un niño le sale sangre de la nariz deberá colocarse su cabeza hacia atrás y poner una perra gorda sobre su frente; únicamente se verá libre de hemorragia nasal si la moneda no llega a desplazarse de su sitio.

Una hemorragia nasal puede llegar a revestir un carácter grave en personas con determinadas enfermedades de base como la hemofilia, pero incluso en sujetos sanos su intensidad puede obligar a efectuar un tratamiento quirúrgico de urgencia. Por ello, no lo dude, y ante una epistaxis persistente consulte con su médico lo antes posible.

La leche es buena para todas las intoxicaciones

Un tóxico o veneno es toda sustancia natural o artificial capaz de producir al penetrar en el torrente circulatorio, tras ser ingerida o inyectada, diversas alteraciones que pueden conducir a la muerte del sujeto por el compromiso de órganos vitales, como el corazón, el riñón o el hígado. Las intoxicaciones siguen de plena actualidad en nuestros días, y muchos médicos consideran que su elevada incidencia es una epidemia de los tiempos modernos. Un hecho que diferencia a nuestra sociedad de otras precedentes es la enorme variedad de productos químicos que han invadido los hogares, con fines de limpieza, desinfección, desinsectación, etc. Un gran número de personas ingresa a diario en hospitales por envenenamientos con este tipo de sustancias o por sobredosis de fármacos, y muchas de ellas llegan a perder la vida.

El tratamiento de las intoxicaciones dependerá del tipo de tóxico y de la cantidad que haya ingresado en nuestro organismo, así como de su vía de entrada, edad del paciente, estado general del mismo, posibilidad de que se hayan asociado varios tóxicos, etc.

Todo tóxico no absorbido deberá ser extraído del interior del organismo en la mayor cuantía que sea posible. Pero no siempre se puede proceder a provocar el vómito o a efectuar un lavado de estómago de la persona intoxicada, pues algunos productos venenosos son cáusticos (ácidos, lejía, etc.), y existe el riesgo de provocar graves lesiones en el estómago y en el esófago. En el hogar los principales productos de limpieza que por su composición podrían actuar como cáusticos son la lejía, el amoníaco, el agua fuerte, los limpiametales, los limpiahornos, los desatascadores de desagües y los limpiadores de sanitarios. En definitiva, se consideran cáusticas o corrosivas aquellas soluciones más o menos concentradas de ácidos o alcalinos que resultan muy dañinas cuando contactan con los diversos tejidos de nuestro organismo. Cuando este tipo de elementos es ingerido se efectuará un lavado de la boca con agua, administrándose a continuación «agua albuminosa» o «leche albuminosa», que se preparará batiendo en un vaso de agua o de leche dos claras de huevo. Este «antídoto casero» forma sustancias poco o nada solubles, con lo que se dificulta la absorción del producto tóxico. Se le hará beber dicha solución a la víctima de la intoxicación por cáusticos en forma de traguitos cortos y frecuentes, trasladándola de inmediato a un centro médico de urgencia.

La leche es un alimento muy rico en grasas y proteínas que puede resultar contraproducente en determinadas intoxicaciones. El uso de purgantes oleosos o de leche está absolutamente contraindicado para acelerar la evacuación de un tóxico cuando se trate de un producto soluble en grasas, pues obtendríamos el efecto contrario al favorecer su paso a la circulación sanguínea. Es lo que sucede con los limpiamuebles que contienen ceras, parafinas e hidrocarburos, diversos plaguicidas, etc.

En el pasado se afirmaba que existía un «antídoto universal» elaborado al mezclar dos partes de pan quemado pulverizado, una parte de leche de magnesia y una parte de té fuerte. El pan tostado contiene carbón, que podría actuar absorbiendo el tóxico igual que lo hace el carbón vegetal. La leche de magnesia es una sustancia alcalina, que neutralizaría los venenos ácidos, recubriendo las paredes del estómago y evitando su paso a la sangre a través del aparato digestivo. El té concentrado es rico en taninos, que podrían diluir el veneno. Pero ninguno de estos «antídotos» se considera seguro y efectivo en la actualidad, pues no todos los venenos poseen un antídoto eficaz, y, además, el uso de principios activos para reducir o anular el efecto de los tóxicos una vez que se han absorbido requiere cierta pericia. Por último, conviene tener en cuenta que algunos antídotos son tóxicos en determinadas dosis o concentraciones, por lo que la indicación de las mismas deberá efectuarse siempre por personal facultativo.

Las setas venenosas ennegrecen los objetos de plata

Los hongos, unos elementos vegetales peculiares que carecen de clorifila, no sólo le han servido de alimento al hombre desde los tiempos más remotos, sino que de algunos de ellos se extraen poderosos antibióticos, por ejemplo, la penicilina.

Las setas son muy apreciadas en el mundo gastronómico por su agradable sabor, pero algunas especies pueden pasar de ser un rico manjar a convertirse en un peligroso agente venenoso. Dicha eventualidad es conocida desde hace siglos, habiendo llegado hasta nosotros noticias como el fallecimiento de la familia del dramaturgo griego Eurípides por este motivo en el siglo v a. C. Algunos hongos pertenecientes al género amanita contienen una sustancia denominada amanitina, muy tóxica y que no llega a destruirse por el calor, la desecación ni la acción de los jugos gástricos. La amanitina es cien veces más potente que el cianuro, pudiendo conducir a la muerte la ingestión de tan sólo un tercio del sombrero de este tipo de hongos.

Las intoxicaciones por setas venenosas suelen producirse durante la primavera y el otoño, pues son las épocas del año en que los aficionados a su recolección salen al campo en busca de este tipo de alimentos. Dichos individuos tienden a guiarse en ocasiones por determinadas prácticas de la «sabiduría popular», como el posible ennegrecimiento de los objetos metálicos, para intentar conocer su carácter tóxico. En efecto, la plata se oscurece cuando se expone al sulfuro de hidrógeno, que es un compuesto químico que se encuentra de forma natural tanto en el aire que respiramos como en algunos alimentos como las cebollas, los huevos y en algunos hongos venenosos. Pero existen muchas variedades de hongos cuyo veneno puede llegar a ser letal, como sucede con las temibles amanitas phalloides, que al hallarse desprovistas de sulfuro de hidrógeno no pueden afectar a la coloración normal de la plata. Asimismo, es cierto que al cocinar o almacenar alimentos en recipientes de cobre se ennegrece su interior, confiriendo a la comida un elevado grado de toxicidad. Por otra parte, el ácido contenido en algunos alimentos, como sucede con los tomates, el vino y el vinagre, puede oscurecer las ollas de cobre al formarse una mezcla de acetatos básicos de cobre.

Tampoco hay que confiar en la falsa creencia de que las setas venenosas ejercen una acción tóxica inmediata sobre nuestro organismo. Baste con recordar que cuando Agripina, esposa del emperador romano Claudio, decidió envenenar a su marido, le preparó un plato con sus setas preferidas y sustituyó la amanita caesarea —los hongos preferidos del césar— por la amanita phalloides, especie mortal; el ilustre personaje acabó falleciendo horas después de ingerir tan delicioso menú.

Las intoxicaciones por setas se conocen desde los tiempos más primitivos, habiendo sido lenta la búsqueda de antídotos específicos para determinados tipos de hongos. Como afirman los doctores Sancho, Cabrera, Segura y Mariscal en el libro *Prevención y primeros auxilios de intoxicaciones infantiles en el hogar (Eso no se toca)*: «El único procedimiento científico para evitar las intoxicaciones por setas es el reconocimiento de las características fundamentales de las especies venenosas, y ante la duda, lo mejor es no comer la seta en cuestión.» Las setas pueden ser comestibles o no, sin que existan reglas seguras para distinguirlas a este respecto. En los últimos años se ha registrado en España un incremento considerable de casos de intoxicación por setas, debido a la popularidad que ha adquirido la recolección de hongos silvestres y a la falta de conocimientos en micología. Conviene recordar la sentencia recogida en un viejo refrán: «Hay viejos cazadores de hongos y atrevidos cazadores de hongos, pero no hay viejos y atrevidos cazadores de hongos.»

XXI. LAS MEDICINAS ALTERNATIVAS. ¿ALTERNATIVA A LA MEDICINA?

Nada ha podido retrasar más el avance de la ciencia que la actitud de las mentes vulgares, que envilecen lo que no pueden comprender.

SAMUEL JOHNSON

EL POLEN Y LA JALEA REAL SON UNA VACUNA PARA LOS ALÉRGICOS

Ya se ha comentado en apartados anteriores que las personas alérgicas al polen presentan riesgo de sufrir una reacción cuando ingieren preparados con este componente o con derivados del mismo, como la miel o la jalea real. Aparte de que no posean ninguna virtud terapéutica reconocida, debemos recordar que entre los consejos que los especialistas damos a estos pacientes se encuentra una serie de medidas de control ambiental, para que el contacto con el mundo vegetal sea el menor posible en las épocas de máxima polinización. Algunas de ellas son: evitar la estancia prolongada en parques, jardines y zonas de arbolado; viajar en coche con las ventanillas cerradas; mantener un cierto grado de humedad en la habitación y reducir el ejercicio físico al aire libre en los meses de primavera. No tiene objeto, por tanto, intentar eludir por un lado el agente causal del problema, y por otro introducirlo por vía oral como si de un remedio medicamentoso se tratase. La defensa que hacen algunos de esta terapia, sobre la base de que ingestas sucesivas de polen puedan actuar a modo de vacuna para los alérgicos, no es más que un empirismo, ya que aunque sea posible que un organismo no reaccione contra determinados antígenos mediante un fenómeno inverso de la inmunidad (tolerancia inmunológica), existen ya a tal efecto vacunas orales por administración sublingual, correctamente elaboradas y estandarizadas, cuya efectividad y tolerancia se encuentran avaladas por una experiencia clínica contrastada. La prescripción de este tipo de vacunas debe estar dirigida por el alergólogo, en función del estudio realizado al paciente a través de las pruebas pertinentes. Utilizar remedios populares sin control médico es peligroso, y en el caso que nos ocupa lo frecuente suele ser que en los meses de primavera tengan que ser atendidos en los servicios de urgencia algunos pacientes con cuadros de reagudización de su polinosis por tomar miel o polen de forma indiscriminada.

Los tratamientos «naturales» a base de hierbas son siempre inofensivos

El posible efecto beneficioso de que gozan estas terapias es fruto en ocasiones de la sugestión y del efecto placebo. Cuando una sustancia se convierte en medicamento, con una acción farmacológica demostrada, precisa de los controles de investigación que sólo el mundo científico puede garantizar. Nadie debería ingerir ningún producto que no esté contrastado, es decir, probado científicamente, con la composición química bien visible y la aprobación y el registro sanitario correspondientes. La magia que posee la palabra *natural* puede convertirse en una peligrosa trampa para el incauto paciente, pues atribuir una generosa inocuidad a algo, por el simple hecho de su procedencia vegetal, equivaldría a afirmar que la tóxica seta Amanita muscaria es saludable; al fin y al cabo es un elemento que crece libremente en el campo y que no ha sido manipulado por el hombre. En este sentido recordemos el caso de aquel paciente que en 1995 murió a consecuencia de la ingesta excesiva de una infusión de amapolas que algún desaprensivo le recomendó para tratar el insomnio. Téngase en cuenta que la mayoría de los fármacos de que hoy día disponemos tiene su origen en las plantas, pero la diferencia está en que un medicamento prescrito por un médico, para un proceso concreto y con toda una investigación previa, disminuye los riesgos de una reacción adversa o de un efecto no deseado y cuando éste aparece se sabe cómo actuar, cómo eliminar su efecto y los posibles antídotos o tratamientos que puedan existir para contrarrestar esta acción; es decir, podemos conocer en todo momento qué es lo que estamos tomando y para qué lo estamos tomando. Por eso, cualquier producto farmacéutico lleva de forma obligatoria en su envase un prospecto en el que se explican con minuciosidad todas las características que rodean al fármaco en cuestión. Un producto terapéutico que sea realmente útil ha de tener sus contraindicaciones, y, por tanto, asegurar que un remedio curativo es universalmente inocuo para cualquier persona, independientemente de la dosis empleada, equivale a decir que no vale para nada.

La homeopatía es menos perjudicial que la medicina tradicional

A finales del siglo XVIII el médico alemán Samuel Hahnemann sentó las bases de lo que se conoce con el nombre de *homeopatía* partiendo de algunas observaciones tales como que la corteza de quina provocaba accesos febriles, y que además servía para curar la fiebre intermitente de las crisis palúdicas. A partir de entonces se postularon dos teorías; por un lado, se llegó a afirmar que muchas enfermedades podrían ser tratadas con sustancias medicinales o por medios físicos que provocaban los mismos fenómenos que querían ser eliminados, usando, por ejemplo, aplicaciones calientes para curar las quemaduras. De aquí parte el aforismo «*Similia similibus curantur*» (lo similar cura a lo parecido). La otra teoría afirma que con dosis mínimas de un fármaco es posible obtener resultados terapéuticos exitosos. Esta creencia partía de la experiencia personal que este médico había tenido, al tratar a un niño de escarlatina administrándole pequeñas cantidades de belladona, sustancia ésta de la cual se creía que podía provocar síntomas parecidos a los de la enfermedad. Como puede apreciarse y antes de entrar a juzgar esta terapia, ninguna de las dos experiencias originarias se sostienen hoy en día, ya que ambos casos son producto de una interpretación equivocada basada, además, en el más elemental azar. Ni la quina provoca fiebre por sí misma, ni la belladona produce erupciones cutáneas que puedan confundirse con la escarlatina. Los éxitos aparentes que se obtuvieron —suponiendo, además, que el diagnóstico fuese correcto— sólo son producto de la evolución natural de la enfermedad; las fiebres palúdicas cursan en brotes, con lo que los períodos asintomáticos son habituales, y la escarlatina es una enfermedad infecciosa causada por una bacteria llamada estreptococo, autolimitada en el tiempo y que puede curar espontáneamente en el plazo de ocho a diez días.

Numerosas son las críticas que desde la medicina mal llamada oficial, científica o alopática pueden hacerse a esta forma de curar. En primer lugar, y desde los tiempos más lejanos de los primeros anatomistas como Vesalio, o de los iniciadores de la fisología moderna como Claude Bernard, se ha ido configurando toda una estructura basada en la observación, la investigación y el procedimiento científico moderno. En la actualidad, podemos conocer el funcionamiento de nuestro organismo con tal grado de precisión, que cuando actuamos sobre él, a través de los avances de la farmacología, la bioquímica, la inmunología y otras ramas del saber médico, llegamos a explicar con rigurosidad el porqué de su funcionamiento, y somos capaces de prever con muy poco margen de error los resultados que vamos a obtener. Por ejemplo, el hecho de prescribir a un paciente 500 mg de un antibiótico para una infección no es la consecuencia de un capricho individual del médico, sino que la dilatada experiencia adquirida permite conocer cada paso metabólico que ese medicamento va a seguir, es decir, qué cantidad y dónde se va a absorber por parte del aparato digestivo, cuánto principio activo se necesita en la sangre para que llegue al foco de infección, qué estructura del germen a combatir será alterada por el antibiótico, las transformaciones que dicha sustancia va a sufrir en nuestro organismo, cómo se va a eliminar, e incluso qué efectos secundarios pueden aparecer en el paciente tratado o la posible nocividad que se pueda originar en el feto o embrión si la paciente está embarazada.

Según esto, a cualquier pretendida técnica que se autodefina como curativa se le debe exigir las mismas premisas para demostrar su utilidad. En el caso de la homeopatía, aparte de que maneja conceptos empíricos diferentes a los conseguidos a través de la historia de la medicina desde el legendario Hipócrates, es imprescindible someterla al contraste que demuestre su verdadera eficacia, y no contentarse con casos aislados haciendo de éstos una evaluación positiva universal válida para la generalidad. Es decir, se necesita hablar un mismo lenguaje, o lo que es lo mismo, moverse en el terreno del procedimiento científico. No obstante, los defensores de estas «mancias» argumentan que existen publicaciones de prestigiosas revistas científicas que validan dicha posibilidad terapéutica. Lo cierto es que si analizamos con ojo crítico las escasísimas referencias de la literatura científica internacional, en ninguna de ellas se concluye que la homeopatía pueda ser una alternativa a la medicina tradicional. Asimismo, podría apoyarse el uso de la homeopatía en el hecho de que al administrarse cantidades infinitesimales de un determinado fármaco, el riesgo de producir daño es nulo. Sin duda, el daño es tan nulo como su efectividad y de aquí viene el origen de su expansión y aparente éxito en los inicios del siglo XIX. En unos momentos en los que la medicina científica estaba en los comienzos, en una era preantibiótica y preanestésica, donde la vacunación era casi la única forma de prevenir enfermedades secularmente mortales, y donde el empirismo provocaba muchas veces salvajes actuaciones que incluso aceleraban la muerte del paciente, no es de extrañar que cualquier «solución» basada en algo tan antiguo como el «*Primum non nocere*» hipocrático (primero no hacer daño) fuese menos lesiva que cualquier otra intervención médica. La naturaleza mata según su código y el hombre puede acelerar este proceso si actúa incorrectamente. Basten para ilustrar lo dicho las declaraciones hechas por el mismo Hahnemann para defender sus teorías:

> «Este arte funesto (se refiere a la medicina tradicional, a la alopatía) que hace una serie de siglos se halla en posesión de fallar arbitrariamente sobre la vida y la muerte de los enfermos; que mata dos veces más hombres que las guerras; más sangriento que ninguna de ellas y deja otros millares más achacosos y enfermos que lo estaban al principio.»

Por fortuna, hoy día no curamos por omisión, sino por actuaciones derivadas de profundos y costosos estudios.

La otra vertiente homeopática que defiende, por ejemplo, que la fiebre es beneficiosa, que el calor es bueno para tratar una quemadura o que el dolor es una forma de sanar al paciente, no merece el más mínimo comentario. De todas formas, el verdadero peligro de ésta y otras terapias paralelas estriba en el retraso y en la pérdida de un tiempo precioso, necesario muchas veces para conseguir un diagnóstico precoz, vital para instaurar un tratamiento médico o quirúrgico lo antes posible. Como señalábamos con anterioridad, la omisión de un tratamiento correcto en su momento puede ser un aliado perfecto de la enfermedad, de la misma forma que abandonar los ya instaurados en aras de algunos «milagrosos» remedios. Lo sorprendente es que en algunos países europeos de alto nivel científico se está introduciendo la enseñanza de ésta y otras técnicas heterodoxas en los cursos de la carrera de medicina, elevándolas incluso al rango de especialidad médica, con la misma relevancia que las demás.

El ginseng aumenta la potencia sexual y retrasa el envejecimiento

En los capítulos «Geriatría» y «Estrictamente masculino», hemos hecho alusión a los mitos que existen en torno a la potencia sexual y a la eterna juventud, en relación con determinados alimentos. Ginsén o Ginseng es el nombre que reciben un conjunto de plantas del género *Panax,* a cuya raíz, consumida en forma de infusión, se le atribuyen magníficos efectos sobre el cansancio, la potencia sexual y el envejecimiento. La especie asiática se denomina *Panax ginseng* y la americana, *Panax quinquefolium,* y ambas contienen complejas mezclas de saponinas llamadas gingenosidos o panaxosidos. No existen datos científicos contrastados que avalen estas virtudes, pero sí parece cierto que la toxicidad es baja. Los escasos efectos secundarios observados incluyen diarrea matutina, erupción cutánea, insomnio, nerviosismo, hipertensión, euforia y edema.

GLOSARIO

Acetilcolina: Neurotransmisor del sistema nervioso parasimpático.

Acido ascórbico: Vitamina C.

Adenopatías: Ganglios aumentados de tamaño.

Adrenalina: Principio activo de la médula de las cápsulas suprarrenales.

Ambrosía: Planta de la familia de las compuestas muy extendida en el continente americano e inexistente en Europa.

Anorexia: Pérdida de apetito.

Ansiolítico: Medicamento empleado para combatir la ansiedad.

Antipsicótico: Medicamento empleado para el tratamiento de las psicopatías.

Artemisia: Planta de la familia de las compuestas que florece de julio a septiembre.

Autoinmune: Concepto que define el origen de algunas enfermedades, caracterizadas por la formación de anticuerpos frente a estructuras propias que el organismo reconoce como extrañas.

Belladona: Planta solanácea de Europa y Asia de la que se extraen sustancias que bloquean la acción del sistema nervioso parasimpático. La más importante es la atropina.

Beri-beri: Enfermedad carencial por deficiencia de vitamina B_1.

Bronquiectasias: Dilataciones bronquiales congénitas o adquiridas por inflamación crónica de los bronquios.

Cálculos: Concreciones que se forman en el organismo compuestas de sales minerales y otras sustancias. Popularmente es sinónimo de «piedra».

Cefalosporinas: Grupo de antibióticos de amplio espectro de acción bactericida. Los alérgicos a la penicilina pueden también estar sensibilizados a esta familia antibiótica.

Citoquinas: Sustancias químicas segregadas por los linfocitos que participan en los mecanismos defensivos inmunitarios.

Corea de Huntington: Afección hereditaria del adulto y anciano, caracterizada por movimientos irregulares, trastornos del lenguaje y demencia.

Distrofias musculares: Conjunto de enfermedades que cursan con degeneración de estas estructuras.

Encefalitis: Inflamación del encéfalo o cerebro.

Enfermedad de Addison: Disminución de la función de las glándulas suprarrenales que origina pigmentación bronceada de la piel, postración grave, hipotensión arterial y anemia.

Enfermedad de Pick: Demencia senil progresiva caracterizada por atrofia cerebral, con predominio en los lóbulos frontal y temporal.

Eritropoyetina: Hormona formada en el hígado y en el riñón que actúa estimulando la fabricación de glóbulos rojos.

Esclerodermia: Enfermedad caracterizada por la induración y retracción de la piel y atrofia de la misma, de naturaleza autoinmune.

Escorbuto: Enfermedad carencial provocada por el déficit de vitamina C.

Espondilitis anquilosante: Anquilosis de la columna vertebral debida a la inflamación de pequeñas articulaciones.

Fotodermatitis alérgica de contacto: Reacción alérgica cutánea por determinadas sustancias que se desencadena con la exposición a la radiación ultravioleta.
Glucógeno: Principio biológico compuesto de moléculas de glucosa, que se almacena en el hígado y en el músculo preferentemente. Su equivalente en los vegetales es el almidón.
Granulocitos: Grupo de leucocitos que incluye a los neutrófilos, basófilos y eosinófilos.
Hidrazida: Fármaco especialmente indicado en el tratamiento de la tuberculosis.
Hidrosoluble: Soluble en agua.
Hipotiroidismo: Enfermedad consistente en una deficiente actividad de la glándula tiroides.
In vitro: Realizado en el laboratorio.
In vivo: Realizado en el ser vivo.
Inmunoglobulinas: Conjunto de proteínas plasmáticas cuya misión es participar en la defensa del organismo. Los anticuerpos son inmunoglobulinas.
Inmunosupresores: Medicamentos destinados a suprimir la respuesta inmunológica.
Linfomas: Nombre genérico de los tumores originados en el tejido linfoide.
Lípidos: Sinónimo de grasas.
Liposoluble: Soluble en grasas.
Lipotimia: Desmayo, pérdida brusca del conocimiento.
Lupus eritematoso: Compleja enfermedad del tejido conjuntivo de causa autoinmune, que afecta a diversos órganos entre los que destacan el riñón, la piel y el sistema nervioso.
Metronidazol: Medicamento especialmente indicado para el tratamiento de ciertas parasitosis y gérmenes poco frecuentes.
Miastenia gravis: Enfermedad que cursa con debilidad de la musculatura voluntaria.
Micobacterias: Familia de bacterias a la que pertenece, entre otras, el bacilo tuberculoso.

Mononucleosis infecciosa: Enfermedad producida por el virus de Epstein-Barr, cuyos síntomas principales son fiebre, faringitis, y adenopatías.

Niveles plasmáticos: Cantidad de medicamento que se alcanza en el plasma sanguíneo una vez administrado. Para que un fármaco sea efectivo es necesario obtener el nivel plasmático adecuado.

Oligoelementos: Cuerpos simples que se encuentran en muy escasa cantidad en el organismo y que son imprescindibles en los procesos metabólicos.

Oxalato cálcico: Sal de ácido oxálico, componente fundamental de algunos cálculos renales.

Paratiroides: Glándulas en número de 1 a 4, situadas detrás del tiroides, que producen parathormona, la cual regula el metabolismo del calcio y del fósforo.

Pelagra: Enfermedad carencial provocada por deficiencia de ácido nicotínico.

Procaína: También conocida como novocaína, es un anestésico local y utilizado antaño, que se emplea asimismo unido a la penicilina para retardar la acción de ésta.

Protozoos: Animales unicelulares responsables de numerosas enfermedades parasitarias entre las que destaca el paludismo.

Ribosomas: Estructuras celulares que tienen como función, entre otras, la síntesis de proteínas.

Síndrome de Cushing: Proceso caracterizado por la presencia de obesidad en cara, cuello y tronco, estrías cutáneas de color rojo vinoso, alteraciones sexuales, debilidad muscular, hipertensión y policitemia, debido al incremento de la producción endógena de glucocorticoides (tumores funcionantes de la corteza suprarrenal) o por sobredosificación farmacológica de los mismos.

Tísico: Tuberculoso.

Tolerancia inmunológica: Estado de falta de respuesta inmunológica frente a antígenos que habitualmente la desencadenan.

Triquinosis: Enfermedad parasitaria producida por larvas de Trichinella spiralis.

Uretritis: Inflamación de la uretra.

Urticaria a frigore: Urticaria producida por la exposición al frío.

Xantinas: Conjunto de sustancias que actúan estimulando el sistema nervioso y el músculo cardíaco, aumentan la diuresis y relajan el músculo liso, especialmente el bronquial.